ÉTUDES

BACTÉRIOLOGIQUES

(Année 1893)

PAR LE Dr G. LEMIÈRE,
Chef des travaux d'Anatomie pathologique,
d'Histologie et de Bactériologie.

LILLE,
IMPRIMERIE L. DANEL.
—
1894.

ÉTUDES

BACTÉRIOLOGIQUES

(Année 1893)

PAR LE Dr G. LEMIÈRE,

Chef des travaux d'Anatomie pathologique, d'Histologie et de Bactériologie.

LILLE,

IMPRIMERIE L. DANEL.

1894.

SUR UN CAS

DE

PYOADÉNITE CALCULEUSE DE LA GLANDE SOUS-MAXILLAIRE

Le fait qui est rapporté dans cette note remonte déjà à deux ans, mais, si nous n'avons pu le publier plus tôt pour des raisons indépendantes de notre volonté, il nous a paru cependant assez intéressant pour être communiqué à la Société des Sciences Médicales.

OBSERVATION. — Le patient chez qui nous avons pu observer ce cas est un jeune homme d'autre part bien portant.

Au début de 1890, on vit apparaître dans la région sous-maxillaire gauche, derrière la branche horizontale du maxillaire inférieur, une petite tuméfaction arrondie, dure, non adhérente à la peau, ayant à peu près la forme de la glande sous-maxillaire. Il n'y avait pas de douleur spontanée, mais seulement un peu de sensibilité à la pression. On crut à l'existence d'un ganglion et on n'y fit pas grande attention. D'ailleurs, sans aucun traitement, la tuméfaction disparut après une quinzaine de jours et tout rentra dans l'ordre.

Le 22 Mai, on note la réapparition de la tuméfaction exactement au même point, mais à ce moment il y a de la douleur spontanée; ces douleurs augmentent dans les jours qui suivent.

Le 23 Mai, la déglutition est douloureuse ainsi que les mouvements de mastication, il y a une stomatite assez intense ; gargarisme antiseptique, chlorate de potasse à l'intérieur.

Le 24 Mai. Les accidents augmentent, il y a du trismus des mâchoires ; à première vue on croirait à des accidents de dent de sagesse, mais la région occupée par cette dent n'est nullement douloureuse. Comme il existe du même côté une dent cariée, on pense à un début d'abcès dentaire avec propagation lymphatique à un ganglion et la dent aurait été sacrifiée, si on ne redoutait des difficultés déjà notées dans une précédente tentative d'extraction de la même dent. On remarque d'ailleurs que la tuméfaction simulant un ganglion occupe exactement le siège de la glande sous-maxillaire.

Les accidents augmentent encore pendant plusieurs jours pour atteindre leur maximum le 28. Localement les signes sont les mêmes, mais la douleur a beaucoup augmenté, la déglutition est très douloureuse et le passage des aliments solides, même réduits en bouillie, est complètement impossible. Ce n'est pas la déglutition proprement dite qui est douloureuse, c'est le passage et le frottement des aliments sur le plancher de la bouche dans la partie postérieure gauche près du frein de la langue. Ces douleurs sont extrêmement violentes et la moindre parcelle solide, même un fragment de pain détrempé, provoque une crise douloureuse qui persiste jusqu'au moment où par le rinçage de la bouche on a complètement évacué toute particule solide. Ces mêmes accidents persistent jusqu'au 3 Juin et pendant tout ce temps, le malade doit ne prendre que des aliments liquides, lait, œufs crus : à cette condition les douleurs deviennent supportables. Pendant tout ce temps il n'y a pas de symptômes généraux, pas la moindre fièvre, pas de malaise en dehors de la douleur localisée. Le sommeil de la nuit est rarement troublé.

Le 29 Mai, le malade note à différentes reprises, l'expulsion de petits lambeaux allongés, véritables moules fibrineux, qui viennent sortir de l'orifice du canal de Warthon.

En pratiquant l'examen à ce moment, on aperçoit, à gauche, l'orifice du canal de Warthon coiffé d'un petit bouchon blanchâtre, comme fibrineux.

Les jours suivants la douleur persiste toujours, mais il survient plusieurs fois par jour des exacerbations, de véritables crises douloureuses ; à la fin de la crise on sent nettement avec la langue le canal de Warthon tuméfié et par la pression on fait sourdre de son orifice une goutte de pus muqueux. Cette évacuation donne presque toujours lieu à une rémission dans les douleurs.

Le 3 Juin seulement, la douleur diminue beaucoup, mais le soir et le lendemain soir on note un léger mouvement fébrile ; la déglutition est devenue plus facile, on peut faire prendre quelques aliments solides, le plancher de la bouche est devenu moins sensible, il y a seulement un peu de rougeur et de douleur au niveau de l'isthme du pharynx, probablement un peu d'angine par propagation. Les petites évacuations purulentes ont toujours lieu.

Deux jours plus tard, en pratiquant le palper de la région sous-maxillaire au niveau de la petite tuméfaction qui est toujours très indurée et sans trace de fluctuation, au moment où on exerce une pression un peu plus forte, le pus s'écoule en assez grande quantité dans la bouche par le canal de Warthon. C'est un pus épais, filant, visqueux, les dernières portions sont plus muqueuses avec des granulations purulentes en suspension. Ce pus est de couleur jaune verdâtre.

A partir de ce moment, chaque fois que l'on presse sur la glande sous-maxillaire, l'écoulement purulent continue à se faire par le canal de Warthon, dont on aperçoit l'orifice dilaté et un peu attiré en arrière comme si le canal était rétracté.

Cet écoulement purulent persista pendant deux mois et comme nous étions, par des raisons particulières, dans l'impossibilité de faire des injections antiseptiques dans le canal, nous eûmes recours à un procédé indirect, au lavage de la région par une hypersécrétion de la glande sous-maxillaire provoquée par la pilocarpine. Les douleurs avaient presque complètement disparu et chaque fois qu'après la prise d'une dose de pilocarpine, il y avait un écoulement abondant de salive, la suppuration disparaissait pendant environ douze heures, mais néanmoins elle reparaissait après ce laps de temps. Nous soumîmes le cas à M. le Professeur Duret vers le commencement d'Août et il nous proposa de faire des injections antiseptiques dans le canal de Warthon à l'aide de la seringue d'Anel.

Cette intervention allait être acceptée et n'eût probablement eu, comme on le verra, qu'un succès relatif, lorsque le 8 août les douleurs reparurent subitement et dans la soirée il y eut une série de crises douloureuses

Le lendemain dans la matinée, en voulant par la pression sur la glande faire évacuer le pus, on sent une résistance inaccoutumée, malgré la pression le pus ne veut pas s'écouler et le patient sent très nettement des tiraillements inaccoutumés dans le canal de Warthon. Tout à coup, l'orifice du canal laisse échapper un calcul salivaire assez volumineux, puis une évacuation de pus survient.

Dès le lendemain la sécrétion purulente est tarie, il ne s'écoule plus pendant quelques jours qu'un peu de mucus très filant mais clair et bientôt tout écoulement appréciable cesse en même temps que la glande sous-maxillaire cesse d'être perceptible à la pression.

Examen du calcul. — Le calcul est dur, il a la forme d'un ovoïde et le volume d'un gros noyau de cerise, il est de couleur jaunâtre et plongé dans l'eau, il ne surnage pas. Son poids est de 15 centigram-

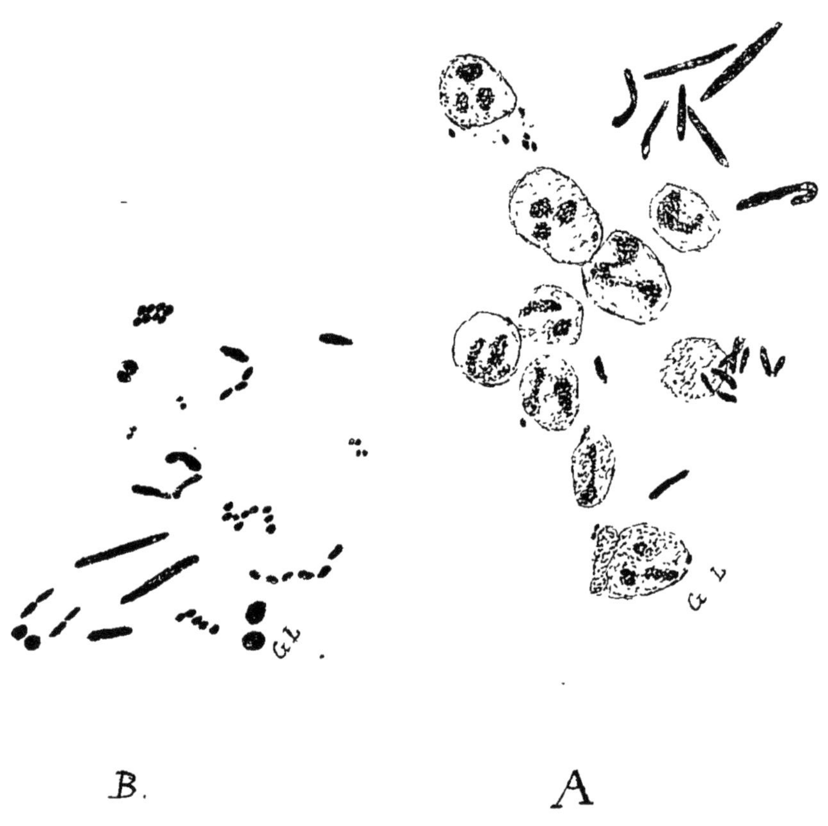

Fig. 1. — Pus coloré par la méthode de Weigert et le carmin.

A. — Aspect du pus. — B. — Groupement schematique des microbes rencontrés en différents points des préparations. — (Leitz ocul. 3, obj. 1/16me à imm. homog. Chambre claire de Nachet).

mes, il mesure 9 millimètres en longueur, 6 millimètres en largeur et 4 millimètres en épaisseur.

Examen du pus. — Le pus coloré par les différentes méthodes en usage, contient des cellules de pus typiques, multinucléées (Voir fig. 1, A.)

Après coloration par la méthode de Weigert on remarque dans, ce pus, des micrococques, des diplococques, des staphylococques ayant l'aspect et le volume des staphylococques du pus, des organismes de forme ovalaire isolés ou groupés en chaînettes, des micrococques volumineux et enfin des bacilles droits ou courbes. parfois légèrement ondulés, ayant de 12 à 15 μ de longueur (Voir fig. 1, A et B.)

Ces bacilles plus ou moins longs et volumineux, parfois ondulés, parfois courts et groupés en chapelets ne se sont pas reproduits, comme on le verra plus loin, dans les cultures ensemencées avec ce pus sur plaques ou en tube. Ce sont probablement les leptothrix et les spirilles de la salive et de la carie dentaire.

Cultures. — Les cultures faites sur différents milieux, agar et gélatine, dans différentes conditions de température et de dispositif expérimental, plaque, piqûre, raie, ont donné naissance à des organismes multiples.

Nous avons réussi à isoler du pus les staphylococcus aureus et albus, le streptococcus pyogenes, et, en plus, un organisme d'un aspect assez particulier.

La culture sur agar (fig. 2 et 3), mise à 37°, se développe sous forme d'une bande blanchâtre, épaisse, humide, non saillante, apparaissant rapidement. La partie centrale est blanche, épaisse, la partie périphérique est presque transparente. Dans d'autres cas, le développement se fait par petits îlots séparés, formant chacun une tache blanche, épaisse, non saillante, opaque au centre, transparente à la périphérie. Ces taches deviennent confluentes et se réunissent pour former une vaste traînée blanche (Voir fig. 3). Ces cultures sont développées exclusivement à la surface du milieu nutritif, mais elles adhèrent fortement à la matière nutritive et l'on a toutes les peines à en extraire une parcelle avec une anse de platine pour faire l'examen microscopique. Toute la surface du milieu nutritif n'est jamais recouverte par la culture et les fragments enlevés pour l'examen laissent un petit espace vide qui ne se comble plus. Sur gélatine à la température ordinaire, le développement se fait à peine sous forme d'un petit trait blanc, le milieu n'est pas liquéfié. Dans ces conditions de développement défavorable, le micrococque a des dimensions un peu moindres que dans les cultures sur agar.

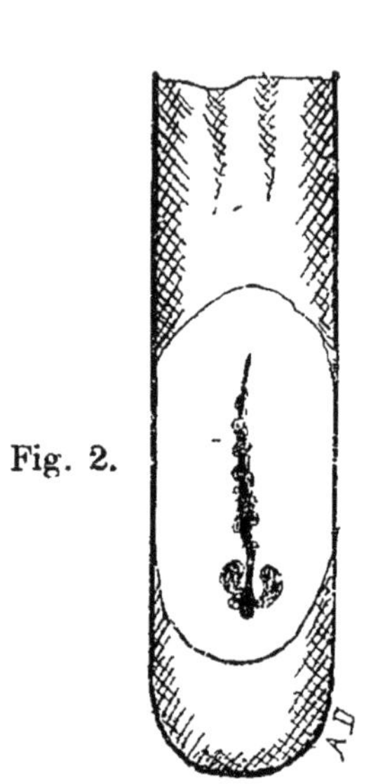

Fig. 2.

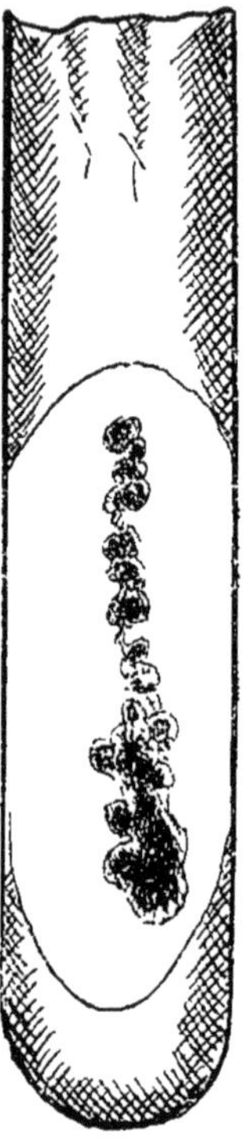

Fig. 3.

Fig. 2 et 3. — Aspect des cultures sur agar-agar en raie, après un séjour de 8 jours à l'étuve à 37°.

Si on délaie une parcelle d'une de ces cultures dans un peu d'eau distillée et si on l'examine au microscope. (Leitz, ocul. 3 obj. à immersion homogène 1/16me), on remarque que les organismes sont des cocques volumineux, mesurant de 1 μ, 5 à 2 μ de diamètre, entourés le plus souvent d'une petite auréole claire, mais n'ayant pas de capsules bien nettes.

Ils sont isolés, souvent groupés en diplococques ou en mérismopédies, parfois disposés en courtes chaînes ou en groupes irréguliers.

Ces microorganismes se colorent bien par les différentes méthodes et en particulier par la méthode de Weigert. Ils ont le même aspect que sans coloration, mais ils sont nettement dépourvus de capsules, ils sont plutôt reliés entre eux par une substance gélatineuse comme cela a lieu pour les gliacocques (Voir fig. 4).

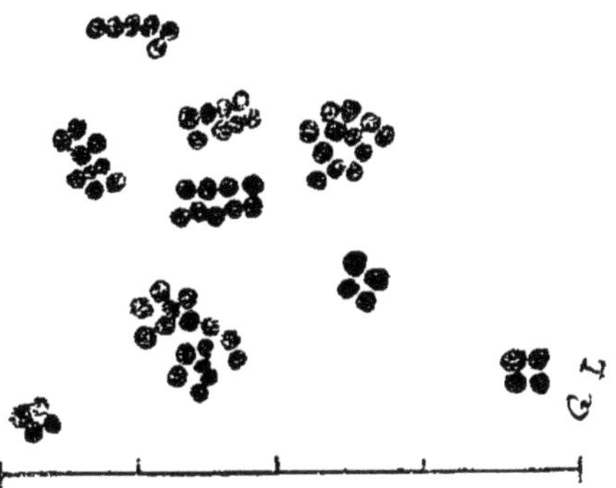

Fig. 4. — Microbes en culture pure, colorés par la méthode de Weigert. (Leitz, oc. 3. obj. 1/16me.Chambre claire de Nachet chaque division = 10 μ.

Ces organismes diffèrent notablement des *gingivæ pyogenes*, décrits par Miller, puis Vignal, ils se rapprocheraient plutôt du *micrococcus tetragenus*, trouvé dans les cavernes tuberculeuses par Koch et dans un abcès d'origine syphilitique par Cornil et Babes, mais si le groupement et l'apparence auréolée les rapprochent de ce dernier, ils en diffèrent par les caractères des cultures et surtout par leur volume.

Nous ajouterons à cette observation quelques réflexions sur la pathogénie, le diagnostic et le traitement.

On ne sera certes pas tenté de s'étonner que nous ayons trouvé un grand nombre d'espèces bactériennes variées dans le pus, on devait s'attendre à ce résultat, la cavité suppurante communiquant directement avec la bouche qui contient normalement des spécimens nombreux de toutes ces espèces, comme l'ont démontré les recherches de Miller, de Vignal, de Netter, de Galippe, etc. On se demande plutôt comment les glandes annexes de la cavité buccale ne suppurent pas plus souvent et si normalement tous les microbes, qui habitent la bouche, pénètrent aussi jusqu'à la glande.

Nul, à ma connaissance, n'a fait de recherches de ce genre pour les glandes salivaires, mais nous pouvons, ce me semble, nous en rapporter à ce qui se passe dans d'autres organes situés dans les mêmes conditions. Le foie, le rein sont des appareils de sécrétions, ils versent leurs produits l'un dans l'intestin, l'autre dans la vessie, par des canaux qui s'ouvrent dans des cavités peuplées, normalement pour le foie, accidentellement pour la vessie, par des microorganismes nombreux et variés. Que se passe-t-il dans ces organes. La pyonéphrose ascendante est aujourd'hui bien connue, mais les études sur le mécanisme et la pathogénie de l'affection sont encore peu nombreuses. Cependant on sait que la pyonéphrose est souvent liée à des néphrites calculeuses et en particulier à la lithiase rénale. J'ai, pour ma part, rencontré plusieurs fois dans les autopsies d'individus ayant succombé à des pyonéphroses ascendantes des calculs volumineux dans le bassinet.

Pour le foie, des recherches précises ont été faites sur ce sujet par Netter (1). Il a constaté qu'à l'état normal, les microbes de l'intestin remontent dans le canal cholédoque et habitent constamment dans la dernière portion de ce canal, mais à l'état normal on ne trouve aucun microbe dans les parties supérieures de ce canal, ni dans la vésicule biliaire. Mais si, sur un animal sain, on lie, d'une façon antiseptique, le canal cholédoque près de l'ampoule de Vater, dès le premier jour, les cultures faites avec la bile ne sont plus stériles, on y trouve généralement le staphylococcus aureus et un bacille. Mais les microbes ne s'arrêtent pas là, ils gagnent rapidement les dernières ramifications des canalicules biliaires, pénètrent dans le parenchyme hépatique et de là se répandent dans le sang.

Mais ces données acquises par l'expérience, Netter les a retrouvées avec la même précision dans des cas pathologiques où l'affection dont souffrait le malade s'était chargée de réaliser les conditions de l'expérience.

En effet, il a retrouvé les deux mêmes espèces microbiennes dans la bile de la vésicule d'individus morts au cours de la lithiase biliaire avec obstruction du canal cholédoque, dans les abcès de l'angéiocholite calculeuse, etc. Il nous semble dès lors facile d'admettre avec

---

(1) *Bulletin de la société anatomique* et *Archives de physiologie*, 1886.

Netter que normalement les microbes de l'intestin pénètrent dans le canal cholédoque, mais la sécrétion biliaire, amenant l'écoulement continu de la bile par ce canal, balaye constamment le canal et les empêche de remonter plus haut, mais que par un mécanisme quelconque, ligature, calcul, le canal soit obstrué, que cet écoulement n'ait plus lieu. alors les microbes remontent facilement dans le canal et arrivent rapidement jusqu'à la vésicule, car leur pullulation est encore facilitée par les altérations anatomiques et histologiques que subissent les parois du canal sous l'influence de la cause première, altérations que les microbes secondairement transforment, étendent et propagent au loin.

Comment ne pas être immédiatement frappé de la similitude du mécanisme dans ces cas et dans le cas que nous rapportons plus haut de pyoadénite calculeuse. Une première poussée inflammatoire survient dans la glande sous-maxillaire et n'est pas suivie de suppuration, mais se termine, du moins en apparence, par résolution. Mais le travail inflammatoire avait suffi pour altérer les sécrétions de la glande et peut-être pour permettre l'action de certains microbes qui ont amené la formation du calcul, si, comme le veut Galippe, tous les calculs salivaires sont d'origine microbienne. Ce calcul formé et retenu dans le canal près de la glande s'accroît de jour en jour et bientôt dès qu'il a acquis les dimensions suffisantes pour obstruer presque complètement le canal, la suppuration survient. C'est que les microbes de la bouche qui pénètrent normalement dans le canal de Warthon en sont expulsés par le flot salivaire et dès que ce courant fait défaut, le balayage du canal n'a plus lieu et les microbes peuvent pénétrer plus avant. Tel est, ce nous semble, le mécanisme bien net de la formation du pus dans notre cas. La présence du calcul, en irritant le canal, entretient la suppuration et favorise l'action microbienne, aussi chose remarquable, dès que le calcul est évacué la suppuration se tarit comme par enchantement.

C'est en nous appuyant sur cette donnée pathogénique, bien que nous ne connaissions pas la présence d'un calcul, que nous avons été tenté d'employer la pilocarpine. A cause de la difficulté de l'antisepsie locale dans ce cas, nous avons cru qu'il était bon d'avoir recours à un nettoyage indirect de la région et en activant la sécrétion de la glande nous avons cherché à entraîner avec le flot salivaire, le pus et surtout les pyococques. Nous n'avons sans doute pas complètement réussi à atteindre notre but, car la présence du calcul entretenait la suppuration, mais nous croyons que dans un cas de suppuration simple, sans calcul, l'emploi des sialagogues peut être indiqué, surtout quand le médecin ne peut pas pratiquer lui-même, ce qui serait préférable, l'antisepsie locale plusieurs fois le jour. Pour faire de l'antisepsie locale, les injections intra-canaliculaires avec la seringue d'Anel nous paraissent ce qu'il y a de mieux, cependant elles sont loin d'être parfaites, car dans ce cas, on ne peut se servir que d'antiseptiques faibles à cause de la toxicité assez élevée de tous les antiseptiques facilement solubles dans l'eau.

Au point de vue du diagnostic souvent difficile au début, car la tuméfaction glandulaire prend absolument l'aspect d'un ganglion, nous attirerons l'attention sur deux points. D'une part le trismus qui rappelle absolument ce que l'on observe dans les accidents de dent de sagesse, mais ici le toucher au niveau de la dent de sagesse et de la région environnante n'est nullement douloureux, où au moins pas particulièrement douloureux, mais ce symptôme peut être rencontré dans tous les accidents inflammatoires de la région. Le second signe nous a paru plus important, c'est la sensation douloureuse, réellement atroce, qui suit l'introduction de toute particule solide, même les plus ténues, dans la région du plancher de la bouche et surtout près du frein de la langue, au niveau du point d'émergence du canal. Cette sensation était extrêmement vive, même après le simple passage d'une soupe très claire, au point que le malade était forcé de se rincer la bouche jusqu'à l'expulsion des dernières particules solides. La douleur diminuait peu à peu. Au contraire la prise d'aliments liquides, lait, œufs crus, bouillon, ne réveillait pas de douleur notable. Ces signes joints à la tuméfaction ganglionnaire, située dans la région de la glande sous-maxillaire, peuvent faire penser immédiatement à une adénite phlegmoneuse ou suppurée de cette glande.

LES
PROGRÈS DE LA BACTÉRIOLOGIE
SON ÉVOLUTION
ÉTAT ACTUEL DE LA QUESTION

Messieurs,

Bien grand fut d'abord mon embarras quand notre dévoué Président me proposa de prendre la parole dans cette séance solennelle de clôture. Que pouvais-je vous dire qui fut digne d'intérêt, quel sujet pouvais-je traiter qui méritât d'attirer votre bienveillante attention ? En y réfléchissant bien, il me sembla cependant qu'il y avait quelque chose d'intéressant à vous dire sur l'objet de mes recherches de prédilection, sur la bactériologie.

A l'heure actuelle, au moment où de tous côtés la fièvre des recherches scientifiques fait fureur, nous voyons éclore chaque jour de nouvelles théories, en apparence assez opposées les unes aux autres, au premier abord parfois contradictoires, heurtant presque toujours de front les données que les premiers bactériologues croyaient les mieux assises.

Un certain nombre d'entre vous, comme aussi peut-être la plupart des praticiens qui ne peuvent suivre que de loin le mouvement scientifique actuel, se sont demandés si nous ne retournions pas en arrière, si l'édifice lentement, mais sûrement élevé par la science moderne, par la bactériologie en particulier, n'allait pas s'effondrer et si nous ne devions pas en revenir aux anciennes théories, aux doctrines humorales.

C'est pour essayer de répondre à cette secrète objection de vos esprits que je prends la parole aujourd'hui et je voudrais vous faire comprendre que la bactériologie, loin de perdre du terrain, progresse chaque jour en se transformant. Mais l'heure est venue où plus que jamais il faut abandonner cette déplorable tendance à diviser les médecins en cliniciens et en expérimentateurs et la médecine en médecine traditionnelle et en médecine expérimentale. Il n'y a pas plus deux genres de médecins, qu'il n'y a deux genres de médecine. La clinique est désarmée sans le laboratoire, mais le laboratoire sans la clinique ne peut produire que des doctrines erronées, de folles utopies, nous en avons eu et nous en avons encore tous les jours de trop nombreux exemples.

La médecine n'a qu'un but : étudier la maladie pour mieux la combattre et c'est en mettant les ressources de la médecine expérimentale au service de la médecine traditionnelle ; c'est en travaillant sans perdre de vue le but à atteindre : rendre la santé à un organisme débilité et infecté, que nous arriverons à nous approcher le plus près de la vérité. Or, comme la vérité est une, la médecine ne peut s'approcher d'elle qu'en devenant une à son tour, en groupant toutes ses forces vives, les observations cliniques et les données expérimentales, en un faisceau unique.

Je n'ai pas l'intention de vous faire tout l'historique de la question, mais je dois vous dire que si la bactériologie est de date relativement récente, elle est née d'hier si on la compare aux autres branches des sciences médicales, si elle est de date relativement récente, elle a déjà subi, comme toutes les choses nouvelles, de profondes transformations. Ceux qui ont assisté à sa naissance, qui ont connu son enfance, ont peine à le reconnaître dans l'adolescent qu'on leur présente aujourd'hui et ils doivent avouer que les pronostics qu'ils avaient portés sur le mode de développement et les tendances de cet enfant ne se sont pas réalisés. L'enfant a grandi, il arrive à sa maturité, mais il a pris une direction toute autre que celle que ses parents avaient entrevue.

Sans insister sur les recherches de Kircher et de Leuwenoeck au XVIIe siècle, nous pouvons dire que Davaine avait déjà entrevu la bactéridie charbonneuse, quand Pasteur, par la découverte du ferment lactique en 1857 et du ferment butyrique en 1861, démontra que les fermentations étaient dues à des germes microscopiques vivants.

Puis vinrent les découvertes de Rokitansky, de Klebs, de Recklinghausen, de Rindfleisch pour ne citer que les principaux.

Les recherches sur la suppuration et surtout l'étude de la pyohémie ouvrent la voie ; en 1875, nous trouvons les observations assez précises pour l'époque de Poulet et de Bergeron, et enfin le 30 avril 1878, la mémorable communication de M. Pasteur à l'Académie. Il me suffit de vous la rappeler en deux mots : il avait découvert dans l'eau de son laboratoire une bactérie, il avait réussi à l'obtenir en culture pure et l'injection de cette espèce bien déterminée sous la peau des animaux produisait des abcès dans le pus desquels on retrouvait en abondance et à l'état de pureté le même microorganisme. De plus les cultures tuées par la chaleur produisaient encore des abcès, mais dont le pus était stérile et il fallait pour cela, condition *sine quâ non*, que les cadavres des bactéries restassent en suspension dans le liquide injecté. Plus tard les recherches de la bactériologie nous apprendront que cela ne signifie pas que les corps des bactéries agissent comme corps étrangers, c'est-à-dire en tant qu'irritants mécaniques, mais que cela vient de ce que les substances produites par les bactéries restent fortement adhérentes au corps même des organismes qui les ont produites.

La bactériologie pathologique était fondée ; de toutes parts les chercheurs se mettent à l'œuvre, mais emportés par la première ardeur et surtout lancés dans l'inconnu, ils devaient travailler dans une voie qui n'était pas toujours la vraie, nous allons le voir.

Le titre même de la communication de M. Pasteur, nous montrera le point de départ de leurs erreurs : de l'application de la théorie des germes à la médecine et à la chirurgie. Ce n'était donc pas des faits nouveaux que l'on cherchait, ce n'était pas au moins de nouvelles théories, on voulait simplement appliquer à la pathologie humaine les théories acquises sur les fermentations.

Que se passe-t-il dans une fermentation *in vitro*. Mettez un ferment en présence d'un milieu favorable, il donnera naissance à des produits nouveaux toujours les mêmes quand le milieu est le même; ces produits diffèrent complètement suivant le ferment employé ; du moment que le ferment est mis en présence du même milieu, l'action sera identique dans chaque cas, nous parlons, bien-entendu, des fermentations typiques entreprises avec des cultures pures et en se mettant à l'abri des contaminations. Nous voyons donc que le ferment est spécifique, que mis en présence du même milieu, il produira toujours les mêmes phénomènes et de plus que son action est fatale, il doit agir dans un sens déterminé et prévu.

Transportons ces faits dans la pathologie humaine comme ont voulu le faire les premiers auteurs qui se sont occupés de bactériologie. Nous avons d'une part un élément fixe, c'est le milieu où doivent évoluer les microbes, c'est notre organisme, du moins les premiers auteurs l'avaient compris ainsi : pour produire dans ce milieu une altération morbide, une maladie infectieuse, il faut un microorganisme; puisque ce microorganisme agit sur un milieu toujours le même, il doit toujours produire la même maladie, il doit être spécifique et de plus partout où il se trouvera, il causera cette maladie, son action est fatale.

Ce fut là, en effet, la première tendance de la bactériologie :

découvrir pour chaque maladie en particulier un germe spécifique qui seul puisse causer cette maladie et qui la cause toujours. Naturellement les premiers efforts furent couronnés d'un succès apparent. On connaissait si peu les microbes que chaque microbe découvert avait des caractères spéciaux, appartenant à lui seul, mais dès le début on se heurta à une difficulté, l'action du microbe n'était pas fatale. Parfois, et sans que nous puissions en saisir la raison intime, un petit nombre de microbes, une infection qui aurait presque pu passer inaperçue, causait des ravages immenses dans un organisme puissant, chez un homme robuste, tandis qu'une infection très accusée, une inoculation indéniable ne causait pas le moindre malaise chez un individu débilité. Un malade robuste mourait de pyohémie consécutivement à une plaie insignifiante, un individu chétif ne présentait pas trace de lésions septicémiques, alors qu'il était porteur de vastes plaies suppurantes. Il fallait expliquer le pourquoi de cette différence ; on crut avoir fait beaucoup quand on eut trouvé cette explication : le premier était en état de réceptivité, le second était doué d'immunité.

Mais ce n'était rien encore ; un coup plus terrible devait être porté à cette manière de comprendre les choses quand on découvrit que la plupart des microbes n'étaient pas spécifiques dans le sens strict du mot. Pour jouir d'une véritable spécificité un microbe doit toujours causer la même maladie, ne causer que celle-là, et cette maladie ne peut pas exister sans lui. Et voici que l'on découvre que le même microbe peut causer les maladies les plus diverses et que la maladie dont il est considéré comme le germe spécifique peut exister sans lui. Je pourrais sur ce point multiplier les exemples, il me suffira, pour vous faire saisir le fait, de vous en citer quelques-uns. On sait aujourd'hui que le pneumocoque de Talamon-Frankel est le microorganisme pathogène des pneumonies franches et jusqu'à présent on croit que la pneumonie franche, fibrineuse, lobaire ne peut pas exister sans lui. Mais ce pneumocoque ne se borne pas à provoquer la pneumonie, il n'est peut-être pas une affection qu'il ne puisse causer comme complication au cours de la pneumonie et même indépendamment de toute pneumonie. Il est l'agent le plus ordinaire des méningites suppurées, des pleurésies suppurées, des otites, des coryzas ; il a été rencontré à l'état de pureté dans certaines arthrites, endocardites, péritonites, endométrites, périostites, dans des suppurations en apparence banales ; il est accusé de causer la méningite cérébro-spinale et même la grippe épidémique Il semblerait qu'il mérite mieux que tout autre microbe cette épithète que M. le Professeur Peter, dans son septicisme malicieux, appliquait au streptococque : « c'est un microbe à tout faire ; » si la plupart des microbes n'en étaient là aujourd'hui. Je vous ai cité cet exemple, j'aurais pu vous en dire autant du streptococque, du staphylococque et d'une foule d'autres microbes, en particulier du bacterium coli commune sur l'histoire bien curieuse duquel nous insisterons dans un moment.

Mais au moins si le pneumococque n'est pas spécifique dans ce sens qu'il ne cause pas que la pneumonie, il semble au moins être nécessaire pour causer cette lésion du poumon, il n'en est pas toujours ainsi.

Un des microbes qui passe à juste titre pour un des agents spécifiques les mieux déterminés, le bacille de la tuberculose n'est pas exempt de ces variations d'action. Sans doute quand le bacille de Koch entre en scène, il en résulte toujours une tuberculose, mais l'action de ce microbe est si diverse, si multiple, sans que nous puissions expliquer les raisons de cette diversité, que l'on peut dire à bon droit que rien ne ressemble moins à une tuberculose qu'une autre tuberculose. Quelle différence en effet dans le tableau clinique entre cette granulie aigue et cette phtisie torpide qui traîne son malade pendant des années et des années avec des exacerbations et des rémissions mais sans jamais prendre la marche de la première. Quelle distance entre la phtisie pulmonaire et la méningite, entre la tumeur blanche et la carie vertébrale, entre la péritonite tuberculeuse et le bubon scrofuleux, enfin quelle abîme entre la phtisie aigue qui tue sans rémission en quelques jours et le lupus, hideux peut-être, tenace à coup sûr, mais fixé localement sans aucune tendance à la généralisation. Sans doute toutes ces affections donnent naissance, me direz-vous, à une même lésion élémentaire spécifique, le tubercule, mais devant le tableau clinique est-il juste do dire que le bacille tuberculeux à une action spécifique sur l'économie, action toujours la même. D'ailleurs la lésion anatomique elle-même voit aujourd'hui sa prétendue spécificité battue en brèche et c'est un des auteurs les plus écoutés et les plus justement estimés de la jeune école bactériologique qui l'affirme. M. le Docteur Charrin a écrit : « Pure illusion que de s'imaginer » découvrir dans l'anatomie pathologique, des ressources » capables de séparer, d'identifier plusieurs bactéries. Le » pneumocoque ne fait ordinairement pas de pus dans les » poumons ; partout ailleurs il provoque son apparition avec » une extrême fréquence. Si l'on s'élève aux altérations regar- » dées à titre spécifique, on voit le tubercule lui-même perdre » cette spécificité. »

Mais il y a plus encore, si la majorité, on peut même dire la presque unanimité des lésions tuberculeuses, sont imputables au bacille de Koch, on a cependant décrit quelques formes de tuberculoses présentant tous les caractères des tuberculoses bacillaires et dépendant cependant uniquement d'autres organismes ; ce sont les tuberculoses zoogléiques et les pseudo-tuberculoses étudiées par Malassez et Vignal, Charrin et Roger, Nocard, Grancher et Ledoux-Lebard, Dor et Courmont, Eppinger, Legrain.

Nous voici donc assez loin de la spécificité idéale, mais ce n'était pas tout encore et un nouveau mécompte attendait les premiers bactériologues. Ils avaient découvert qu'il existait plusieurs espèces de microbes et en particulier ils établissaient une séparation bien nette entre les microbes pathogènes qui engendrent les maladies en s'établissant en parasites chez les êtres vivants et les bactéries saprogènes qui ne pouvaient s'attaquer qu'aux matières albuminoïdes déjà frappées de mort et par conséquent étaient inoffensives pour l'organisme. Cette distinction peut encore avoir sa raison d'être aujourd'hui pour certains microbes, mais elle nous met bien en défiance et qui sait si demain ne nous apportera pas la démonstration que tous les microbes saprogènes peuvent devenir pathogènes ou du moins que la faculté de vivre en saprogènes peut appartenir dans diverses circonstances à tous les microbes pathogènes. Pour certains microbes le fait est absolument démontré. Ainsi dans l'intestin habitent des myriades d'un agent longtemps considéré comme inoffensif, le bacterium coli commune. On vivait dans la douce quiétude que ce microbe était un saprogène et voilà qu'un beau jour on le trouve à l'état de pureté dans le pus de certaines péritonites, on ouvre des abcès ne contenant que le bacterium coli commune, on découvre qu'il est la cause presqu'unique de toutes les suppurations des urinaires, on l'incrimine de causer certaines altérations des annexes chez la femme, on en fait l'agent pathogène des diarrhées cholériformes, il cause le choléra nostras et peut-être n'est-il pas étranger à certaines épidémies de choléra. Est-ce tout et ce serait déjà beaucoup pour un microbe considéré comme inoffensif pendant de longues années ! Mais ce n'est peut être encore que la plus petite partie de sa fonction, car voilà que Rodet et Roux l'accusent de causer la fièvre typhoïde et le fameux bacille d'Eberth ne serait qu'un vulgaire coli commune détourné de sa fonction primitive, rendu virulent par certaines conditions dans lesquelles il a végété. Ont-ils raison ? il serait téméraire de se prononcer aujourd'hui d'une façon décisive mais ce que l'on peut dire c'est que depuis plusieurs années, chaque mois nous apporte de nombreux travaux destinés à donner les caractères différentiels du bacille typhique et du bacille du colon et je n'oserais dire que l'on a réussi, car la différenciation de ces deux espèces est très difficile et ne repose que sur des caractères peut être bien spécieux.

Enfin la bactériologie telle qu'elle avait été constituée au début admettait que toutes les maladies infectieuses nous venaient du dehors par contage. Ici encore elle devait recevoir un coup terrible. Si toutes les maladies nous viennent du dehors, même dans le cas où nous n'avons pas été en contact direct avec un autre malade, on doit trouver dans les milieux qui nous environnent les germes de la plupart, sinon de toutes les maladies. Les premiers auteurs voulaient que ce contage ait lieu par l'air, c'était une grave erreur pour la plupart des cas du moins, et l'air ne contient que rarement des germes nocifs, si toutefois on ne l'examine pas dans la chambre d'un malade. On a ensuite incriminé l'eau, les aliments, les vêtements, les objets usuels. Le contage par cette voie peut bien expliquer certains cas, déjà plus nombreux que ceux de la catégorie précédente, mais pas tous, loin de là. Enfin après avoir vainement recherché les microbes pathogènes dans le milieu qui nous entoure, on a trouvé que la plupart habitait notre organisme à l'état de santé, ou au moins les cavités qui communiquent librement avec l'extérieur : la bouche, le nez, les bronches, le pharynx, l'intestin, l'urèthre, le vagin. Enfin pour terminer, on objectait que pour permettre l'introduction du microbe il fallait une solution de continuité de nos tissus, une plaie et bien souvent dans les cas d'infections cette porte d'entrée n'existait pas ou du moins on ne la trouvait pas malgré le soin que l'on mettait à la rechercher.

Donc le microbe ne causait pas fatalement la maladie, il n'était pas spécifique, le microbe le plus inoffensif en apparence pouvait nous infecter, on ne trouvait pas le plus souvent les germes pathogènes dans notre entourage, mais ils habitaient chez nous en véritables commensaux et sans que l'on puisse découvrir la voie d'introduction de l'agent nocif, ils se multipliaient et causaient la maladie.

Dans ces conditions que restait-il debout de la doctrine microbienne ? Evidemment rien et l'ancienne étiologie reprenait tous ses droits, on revenait à la spontanéité morbide dans

toute sa splendeur. C'est l'idée que défendait récemment, dans une leçon magistrale, M. le professeur Jaccond et avec tout le talent que vous lui connaissez, il réussissait peut-être à faire la conviction dans beaucoup d'esprits. Permettez-moi de vous citer ses propres paroles : « Voici en effet ce qui est arrivé :
» Dans une phase d'évolution dont il eut été sage d'attendre
» l'achèvement, trois conclusions ont été hâtivement formu-
» lées et acceptées qui ne tendaient à rien moins qu'à suppri-
» mer l'étiologie médicale.

» En premier lieu les microbes pathogènes ont été consi-
» dérés comme étrangers à l'organisme sain ; par suite les
» maladies auxquelles ils peuvent donner lieu ont été exclusi-
» vement attribuées à l'intrusion de ces microbes dans le
» milieu organique. Admirable simplicité qui réduisait toute
» l'étiologie à un accident de pénétration bactérienne ! L'évi-
» dence contraignit pourtant à faire une part au terrain de
» pénétration, c'est-à-dire aux dispositions organiques indivi-
» duelles ; mais ce fut là la concession unique.

» En second lieu, les microbes pathogènes ont été consi-
» dérés comme produisant respectivement des effets toujours
» les mêmes ; à un microbe donné répond une seule maladie
» toujours identique, laquelle ne peut être produit par aucun
» autre microbe. A l'unité de cause fut ainsi ajoutée l'unité
» d'effet et la simplicité de l'étiologie ne fut plus seulement
» admirable, elle devint idéale.

» En troisième lieu, les microbes pathogènes ont été consi-
» dérés comme possédant l'immutabilité des espèces, c'est-à-
» dire qu'on leur a attribué la fixité des attributs, sans transi-
» tion possible d'une espèce à une autre ; c'était affirmer l'im-
» mutabilité du rapport entre la cause et l'effet, c'est-à-dire
» entre le microbe et la maladie : c'était par suite dénier à
» l'organisme vivant tout pouvoir modificateur soit de la cause,
» soit de l'effet.

» Ainsi fut parachevée une doctrione étiologique qui put

» paraître victorieusement assise sur les bases de la doctrine
» séculaire de la spontanéité morbide. »

Puis le Professeur de Paris insiste sur ce fait, dont nous avons déjà parlé, que certains microbes habitent nos cavités naturelles, qu'ils sont inoffensifs et qu'un beau jour sous l'influence d'une cause mettant l'organisme en opportunité morbide ils deviennent nocifs et causent une maladie ; c'est la maladie par génèse intérieure, par autogénèse, et dans cette classe il range la pneumococque, le streptococque, le staphylococque, le bacillus coli communis. Il est vrai qu'il veut bien nous concéder que le microbe devenu virulent conserve indéfiniment sa virulence et qu'il peut dans cet état être transmis de l'organisme à un autre organisme, c'est le second mode de contagion , c'est la génèse extrinsèque ou transmission et M. Jaccoud ajoute : que les microbes ne sont pathogènes ou du moins n'ont une action pathogène que par occasion et « l'occasion, c'est la perturbation locale ou générale suscitée
» dans l'organisme par l'une quelconque des influences
» somatiques ou cosmiques, qui constituent les causes des
» maladies.

» C'est ce travail tout spontané de l'organisme (n'oubliez pas
» en effet que spontané ne veut pas dire sans cause), c'est
» cette perturbation qui modifiant les éléments anatomiques,
» et par suite les conditions préalables des microbes, fait
» passer ces derniers de l'état d'inertie à l'état d'activité nui-
» sible. Mais cette mise en activité est déjà une seconde
» étape dans le processus morbide ; l'acte premier qui con-
» tient en lui tous les autres, c'est le travail anormal suscité
» dans l'organisme. Le microorganisme n'est vraiment alors
» que la cause instrumentale de la maladie ; il peut en dire le
» comment, il n'en dit pas le pourquoi. »

J'ai voulu vous faire cette longue citation car ce sont là les paroles d'un maitre et elles ont du faire une profonde impression sur vos esprits quand vous avez pu les lire dans un des organes médicaux les plus répandus.

C'est d'ailleurs assez longuement vous exposer les objectiens faites à la doctrine microbienne et il est temps de vous montrer brièvement que la plupart de ces arguments portent à faux, que la saine interprétation des faits expérimentaux et cliniques est toute à l'avantage de la doctrine microbienne aujourd'hui mieux comprise.

D'abord si la bactériologie voulait faire oublier les données étiologiques de ce que M. Jaccoud appelle pompeusement la médecine traditionnelle et de ce que j'appellerai plus simplement l'expérience clinique, elle aurait grandement tort, mais elle n'a jamais voulu le faire et cette idée n'a pu germer que dans quelques esprits étroits L'ancienne étiologie pour tous les esprits éclairés subsiste et subsistera toujours, car elle est le résultat de l'expérience plusieurs fois séculaire d'une foule de médecins instruits, cliniciens habiles, autant qu'observateurs judicieux et on n'efface pas cela. Mais s'il n'est pas permis de l'effacer, il est permis de l'expliquer, c'est même un devoir de chercher à comprendre ce que l'expérience ne peut nous montrer que comme des données empiriques. Le froid, le traumatisme et mille autres facteurs bien connus de vous sont la cause médiate de nos maladies, le microbe est la cause immédiate des maladies infectieuses. Car, si j'en crois l'enseignement de M. Jaccoud lui-même et si je prends une des maladies qu'il signale plus particulièrement la pneumonie, il y a des pneumonies traumatiques, des pneumonies à frigore, des pneumonies de cause interne par prédisposition, par surmenage, mais il n'y a pas de pneumonie sans pneumococque. Le pneumococque est la cause nécessaire s'il n'est pas à lui seul la cause suffisante, des autres causes, aucune n'est nécessaire, puisqu'elles sont variables, contingentes, mais toutes sont adjuvantes. D'ailleurs cette fameuse phrase ;« Le microbe » peut dire le comment de la maladie, il n'en dit pas le pour- » quoi, » peut aussi bien s'appliquer à la spontanéité morbide, que du reste je ne comprends pas du tout dans la définition de l'auteur, car si spontané ne veut pas dire sans cause, il veut dire sans cause extrinsèque, et dans la pneumonie le refroidissement est bien une cause extrinsèque ou j'ignore la valeur des mots et il en est de même de toutes les causes cosmiques.

Dans cet oubli de l'étiologie ancienne, il y a pu avoir des exagérations, mais l'opinion isolée de quelques esprits aventureux ne constitue pas la science. Charrin dit très justement: « Il y a peu d'années encore, beaucoup d'auteurs n'acceptaient » qu'avec peine les théories microbiennes. Ils s'imaginaient » que la doctrine nouvelle allait à l'encontre de la vieille » médecine ; ils supposaient que tout était à reprendre dans » l'éducation scientifique reçue ; de là des oppositions tenaces; » de là, des critiques opiniâtres. Cependant la réflexion » aidant, on a eu, des données du jour, une conception plus » claire, plus juste. Les enseignements présents sont apparus » comme expliquant, comme complétant la tradition, sans rien » effacer d'elle. La bactérie devenue un être défini, visible, » dans sa forme, dans ses fonctions, a pris la place du miasme » du contage, créatures jusque-là quelque peu nébuleuses. » Malheureusement, il est arrivé ce qui ne manque guère en » pareille occurence, la réaction est survenue ; les convertis, » les néophytes, dans leur ardeur, ont alors dépassé les » limites d'une saine appréciation. Aussi, que fait-on à chaque » instant? Le plus souvent, on se borne à examiner un » liquide, un tissu ; si on y décèle un agent figuré, on se hâte » de conclure, lorsque, toutefois, il y a lésion de ce liquide, » de ce tissu, que cet agent est le générateur du mal. Il » est rare qu'on cultive cet agent, plus rare que l'on s'efforce » de reproduire, en l'inoculant à l'état de pureté, l'altération » constatée. Pourtant, sans cette reproduction, aucune » déduction ferme n'est possible ; c'est là une condition de » discipline de l'esprit des plus élémentaires. »

D'ailleurs, Messieurs, je n'ai pas l'intention, loin de là, de nier l'influence de l'organisme sur la production des maladies infectieuses, mais si c'est l'un des éléments, il y en a un autre, il faut encore tenir compte du microbe, qui lui aussi est vivant. Le microbe ne nous dit pas le pourquoi de la maladie, il ne nous donne pas la notion exacte et entière de la vérité, mais cette notion on pourra bien s'en approcher davantage encore, mais quand à la saisir toute entière en dernière analyse, nous n'y arriverons jamais, car avant tout nous devons nous rappeler que nous touchons ici à l'essence même des doctrines spiritualistes et vitalistes. La maladie c'est un attentat à la vie, ou au moins c'est une dérogation aux lois et au principe de la vie, or, comprendre la vie est au-dessus de nos forces. Nous pouvons analyser les phénomènes de la vie, nous pouvons reculer le problème et considérer la vie comme l'ensemble des phénomènes résultant de la vie des éléments cellulaires isolés de notre organisme, nous pouvons analyser ces phénomènes de la vie cellulaire, mais pourquoi la cellule vit et pourquoi elle se multiplie suivant un type déterminé, ce qu'un savant médecin doublé d'un profond philosophe le Professeur Lasègne appelait le *primum movens*, nous ne pouvons pas le comprendre, nous ne pouvons qu'en constater l'existence. En d'autres termes nous pouvons comprendre comment nous vivons, la science ne nous apprend pas pourquoi nous vivons. C'est aussi pour la même raison que la cause intime de la maladie nous échappera toujours.

C'est d'ailleurs pour cela que les premiers observateurs se sont trompés ; c'est parce qu'il considérait l'action microbienne sur notre organisme comme un phénomène de fermentation, c'est-à-dire comme l'action d'un germe vivant déterminé sur un milieu inerte, toujours le même. Or le problème est tout autre. Si le microbe qui vient nous attaquer est vivant, les éléments de l'organisme, les organes et enfin l'individu tout cela est vivant aussi, tout cela se nourrit, se transforme, se meut et se défend suivant une foule de circonstances qui modifient à chaque instant les conditions du problème.

Il y a entre le microbe et la cellule animale de nos tissus de multiples points de ressemblance, quelques-uns vont même jusqu'à dire d'identité « D'abord, dit Charrin, à ne tenir compte » que de la forme, nous voyons que ces êtres sont les uns et » les autres monocellulaires ; ils ont un protoplasma granu- » leux, fixant des réactifs communs, tandis que d'autres au » nombre de ces réactifs permettent de distinguer les deux » cellules.

» L'existence du noyau chez les bactériacées, demeure » discutable ; l'opinion de Butschli n'est pas admise sans » conteste. La délimitation de ce noyau est trop vague ; on ne » l'a pas encore saisi en voie de segmentation, par un proces- » sus de karyokinèse. La question du défaut de chlorophyle » rejette même le microbe plutôt vers le règne animal. »

» Si on aborde le mécanisme intime des actions vitales, les » ressemblances s'accroissent de plus en plus. Une série » d'analyses nous ont amené le Professeur Arnaud et moi, à » mettre en évidence que le bacille pyocyanique vivait suivant » notre processus. Sur 0,933 d'azote, mis à sa disposition, » 91 pour °/₀ sont transformés en composés ammoniacaux ; » c'est là son urée. Du carbone il fait de l'acide carbonique ; » il consomme en outre un volume considérable d'oxygène. » Puis juxtaposés à ces éléments ordinaires des mutations » nutritives, des principes spécifiques apparaissent, en parti- » culier des diastases, dont l'existence dans nos recherches » ne laisse aucun doute. Or quels sont les résultats de la vie » de nos tissus ? Ces résultats consistent également dans » l'absorption d'oxygène, dans l'élimination de l'urée, de » l'acide carbonique. De plus, certaines glandes digestives ne » sont-elles pas génératrices de diastases ? Enfin lorsqu'on » tente des dissociations, plutôt physiques que chimiques, ne » rencontre-t-on pas dans les sécrétions de l'économie humaine » aussi bien que dans celles des microbes, des corps volatils, » des corps solubles dans l'alcool, des corps insolubles dans » ce même alcool ? Ne voit-on pas dans l'un et dans l'autre » cas, les principes à réactions physiologiques spéciales, les » alcaloïdes, les leucomaines, les ferments non figurés, repré-

» sentés par des proportions infimes relativement à celles des » excréta les plus habituels ? Ne sait-on pas que si pour les » deux l'évolution aérobique est la règle, la végétation » anaérobique reste possible.

» Il est temps de mettre un terme à ces comparaisons. — » On estimera qu'il ne convient pas de continuer à dépouiller » l'organisme au profit des agents infectieux. Les microbes » ont leur part, nos cellules ont la leur. On a su faire coaguler » le sang de bien des manières, et depuis longtemps, sans le » secours d'un bacille ; donnée qui ne veut pas dire qu'un » germe n'ait rien à voir à propos de thrombose. Là comme » ailleurs il faut être éclectique. Le court parallèle que nous » venons d'esquisser nous apprend que la cellule végétale » ainsi que la cellule animale possèdent des propriétés qui les » rendent capables de causer des accès de fièvre, des convul- » sions, des paralysies ; l'une et l'autre de ces cellules action- » nent les vaso-moteurs: l'une et l'autre engendrent des » toxines nuisibles, soit pour les êtres qui les sécrètent, soit, » surtout, pour les espèces plus ou moins voisines.

» Ces rapprochements opérés sur le domaine pathologique, » se poursuivent sur celui de la physiologie. — La nutrition » de la bactérie, en ce qui concerne l'azote, le carbone, » l'oxygène, les produits spécifiques, est analogue à celle de » notre organisme. La lumière, l'humidité. la sécheresse, les » températures excessives, les pressions, les antiseptiques, » du moins quelques-uns d'entre eux, influencent les deux » êtres ; leur vitalité a des hauts et des bas ; les variations de » leur activité, de part et d'autre, font osciller le pronostic.

» Suivons donc la nature, elle dispose de plusieurs procédés » pour atteindre un même but, gardons-nous de l'exclusivisme; » avec la pathologie microbienne, admettons la pathologie » cellulaire. — A se tenir dans le milieu, plutôt qu'aux » extrêmes on a chance de se rapprocher davantage de la » vérité. »

Cette page magistrale que nous venons de citer suffit pour

éclairer vos esprits, nous avons d'ailleurs déjà insisté suffisamment sur ce point dans nos recherches sur la suppuration. La cellule de l'organisme peut engendrer chez nous des maladies infectieuses quand son type nutritif est dévié, quand son fonctionnement n'est pas normal. Voilà certes toute une classe de maladies infectieuses dont la spontanéité n'est pas douteuse, mais pour les autres, il faut reconnaître que la spontanéité est un mot ; gardons-nous de l'exagération.

Cependant les objections sont bien spécieuses et elles méritent qu'on s'y arrête un instant. D'abord on a dit que les microbes n'étaient pas étrangers à notre organisme, qu'ils l'habitent normalement, que par suite la maladie ne peut pas dépendre de leur introduction accidentelle dans nos tissus.

L'objection est toute superficielle car jamais on n'a pu démontrer l'existence des germes pathogènes ou même saprogènes dans les tissus, dans le sang, dans les organes de l'homme ou de l'animal en parfaite santé. Si ces microbes réusissent à forcer les barrières naturelles, à s'introduire dans nos tissus, ils sont immédiatement détruits quand nous ne sommes pas en état de réceptivité, par des moyens dont nous parlerons tout à l'heure. Ce n'est que dans le cas de maladie, ou dans les états de trouble profond qui précèdent la mort, dans la congélation, quand on fait supporter aux animaux une chaleur excessive, dans l'asphyxie que les microbes quittent l'intestin et pénètrent dans les tissus dans les quelques heures qui précèdent la mort, comme Wurtz vient de le démontrer à la Société de biologie. Ce n'est pas leur introduction accidentelle dans nos tissus qui constitue la maladie, c'est leur introduction avec la possibilité de s'y reproduire, d'y continuer à vivre et de s'y multiplier. Or tout est là et peu nous importe le point d'où ils viennent, que nous prenions ces germes par les voies respiratoires ou digestives, par la peau même à un organisme contaminé près duquel nous vivons, et qu'ils pénètrent et se développent aussitôt dans nos tissus, ou qu'après les avoir pris, nous les portions près de nous, sur nous, en nous-mêmes pendant longtemps avant qu'ils pénètrent plus avant, peu importe, le problème ne commence qu'au moment de leur pénétration. La plaie par arme à feu est la même dans son essence pour le chirurgien quand le coup est tiré à bout portant ou à longue distance.

D'ailleurs on a grand tort de confondre tous les germes que nous portons en nous et quand M. le Professeur Jaccoud compare le streptococque, le staphylococque et le pneumococque au bacillus coli, il se trompe en déclarant que tous ces microbes sont saprogènes et ne deviennent pathogènes que par occasion quand l'organisme est prédisposé. Le streptococque, le staphylococque et le pneumococque conservent toujours leur virulence, parfois atténuée, mais toujours nettement appréciable, et le pneumococque trouvé dans la salive d'un individu tue le lapin comme celui que l'on retire de l'exsudat d'un poumon hépatisé. Ce ne sont donc pas des germes inoffensifs qui habitent nos cavités naturelles, ce sont des germes nocifs et s'ils ne nuisent pas c'est qu'à l'état normal l'organisme leur offre des moyens de résistance suffisants. Il en est probablement autrement du bacterium coli commune, quand il habite notre organisme, quand on le retire de là par la culture, il paraît relativement bénin, il ne tue qu'à très haute dose, il vit presque en saprogène. Mais si on répand ce même bacille dans l'eau d'un puits, ou s'il s'y introduit fortuitement par des infiltrations et si après quelque temps on fait usage de cette eau dans l'alimentation alors le bacille est devenu très nocif, on voit éclater de terribles épidémies de diarrhée choloriforme et peut-être même de fièvre typhoïde et de choléra. C'est qu'en se développant dans des conditions différentes le bacille a pris des propriétés nouvelles ou au moins à vu certaines de ses propriétés s'exalter au détriment des autres, et nous en arrivons par là à examiner la seconde objection, les microbes ne produisent pas toujours les mêmes effets, ils ne sont pas spécifiques.

Citons encore Charrin : « Au début, on supposait qu'à une

» maladie donnée correspondait un agent spécifique. On » contractait une pleurésie, une méningite, une endocardite, » une entérite, une phlébite, parce que le germe de chacune de » ces affections avait pénétré en nous et s'était développé » dans l'économie. — Assurément cette manière de voir » contient une fraction de vérité, attendu qu'il n'y a pas de » charbon sans bactéridie, mais elle est loin de tout expliquer.

» Que se passe-t-il? on voit le pneumococque, le strepto- » cocque, vacciner le lapin tandis qu'ils échouent chez l'homme » à ce point de vue ; phénomènes auquel on devrait réfléchir » avant de conclure d'une espèce à l'autre. — Voici, d'autre » part, cinq individus, dont le tube digestif renferme sans » exception le bacterium coli, le premier persiste à jouir d'une » parfaite santé ; chez le second apparaît une angiocholite ; » chez le troisième une entérite cholériforme ; chez le qua- » trième des accidents urinaires ; chez le dernier une myocar- » dite. Or dans ces foyers, on décèle, à l'exclusion de tout » autre, ce bacillus coli communis. Aussi les microbiologistes » de nos jours se déclarent-ils le plus souvent satisfaits. Pour » eux, la chose est simple, s'il y a eu inflammation des voies » biliaires, de l'intestin, du rein, du cœur, cela tient à ce que » l'agent isolé s'est multiplié, a fonctionné. Ils s'imaginent » tenir le primum movens, le point de départ, la cause première » tandis qu'ils sont en face de conséquences diverses. Ce qu'il » faudrait savoir, en effet, pour posséder les origines de ces » maux, ce sont les motifs qui ont fait que ce même infiniment » petit, ici, est demeuré inactif, là a vacciné ou occasionné des » désordres hépatiques, intestinaux, urinaires, circulatoires.

» Parfois on peut saisir quelques-uns de ces motifs, en scrutant » les conditions de quantité et de qualité du virus, les variétés » des portes d'entrée ; le plus souvent on est réduit à invoquer » le manque de résistance, la faiblesse du terrain, sans pouvoir » mettre la moindre formule chimique à la place de ces mots, » qui ne font que masquer notre ignorance. On n'a pas le droit » de sourire au sujet des propathies, des idiosyncrasies des

» anciens, car parler des modifications dans le bouillon de » culture alors qu'on ne peut rien préciser, c'est changer les » termes, sans dire ni beaucoup mieux, ni beaucoup plus. »

Cette variation d'action existe donc et le plus souvent nous en ignorons la raison. On peut cependant essayer de préciser un peu. Elle peut tenir à deux causes, l'une dépendante des microbes, l'autre dépendante de notre organisme.

L'organisme, nous le verrons dans un instant, a pour se défendre contre les microbes des moyens variés ; ces moyens existent toujours, mais sous l'influence de telle ou telle condition, ils sont plus ou moins développés et par suite à une action microbienne même identique, l'organisme répond par une réaction toute différente suivant l'énergie des moyens de défense qu'il possède au moment où il est attaqué, suivant l'organe, le tissus mis en cause, suivant même que par suite de conditions spéciales tel organe ou tel tissus faiblit au moment de l'attaque. Nous pourrons mieux en juger tout à l'heure quand nous étudirons les moyens de défense.

Mais le microbe lui-même est un être vivant, il ressemble nous l'avons vu à la cellule de nos tissus. Par suite quoi d'étonnant qu'il présente une virulence variable qui peut d'abord être attribuée en partie à son état de vitalité. Le microbe peut être plus ou moins vigoureux et par suite plus ou moins nocif à tel moment plutôt qu'à tel autre. De plus les conditions de développement peuvent influer beaucoup sur les propriétés du microbe. Comment agit le microbe ? Il intoxique l'organisme par une série de produits plus ou moins définis,les toxalbumines, les diastases, les toxines, les ptomaïnes, etc., etc. Or la nutrition, les conditions de développement doivent influer sur la production de ces diverses subtances, à l'état de santé, suivant la matière nutritive qu'on lui procure, à l'état de maladie, quand on le met dans des conditions plus ou moins dysgénésiques suffisantes pour le gêner dans dans son développement sans le tuer. Dans toutes ces conditions, il pourra fabriquer ces diverses substances en quantité variable et par suite posséder un degré de virulence variable.

Mais c'est ici qu'intervient la troisième objection : si la bactérie prend des propriétés nouvelles, si elle sécrète des substances différentes, si parfois même en entravant ou en favorisant son développement on lui fait revêtir des formes bizarres, on lui donne le polymorphisme, alors répondent les adversaires de la doctrine, le microbe n'est plus un être défini, il se métamorphose, il est un exemple de transformisme. Pure erreur d'interprétation de ceux qui s'en tiennent aux apparences et ne vont pas au fond des choses. Chauveau a fait à ce sujet une curieuse expérience sur le bacillus anthracis. Ce microbe donne toujours le charbon quand il est virulent, et même lorsqu'il paraît atténué, lorsqu'il vaccine les animaux sans les rendre malades, il est encore virulent pour certaines espèces moins résistantes, en particulier pour le cobaye nouveau-né ; par une série de cultures, il a réussi à obtenir une race de bacilles exceptionnellement atténués et devenus inoffensifs même pour le cobaye d'un jour. Dès lors, le bacille devenant incapable de conférer la maladie à un être vivant, semblait transformé en un simple saprogène. ce n'était plus l'organisme virulent dont la moindre dose tue un lapin en 24 heures, c'était un microbe banal. Pure erreur, Messieurs, et Chauveau s'aperçut bientôt que son microbe transformé était bien le bacillus anthracis, car s'il n'était plus nocif, il possédait toujours l'une des propriétés essentielles du bacillus anthracis, il avait encore le pouvoir de vacciner à haute dose les animaux contre l'action du bacille le plus virulent, et, par des artifices de cultures, il réussit de nouveau à lui rendre toute sa virulence. Ce n'était donc à aucun titre un microbe transformé, c'était un microbe possédant toujours les mêmes propriétés, mais ces propriétés étaient réduites au minimum, c'était tout simplement une question de plus ou de moins, une affaire de degré.

Le polymorphisme lui-même est bien plus apparent que réel,

en tout cas il ne s'agit jamais de transformisme, car le microbe changé de forme ne prend jamais des caractères durables, la nouvelle forme n'est pas fixée, elle n'est due qu'à un artifice de culture. Prenons un exemple des plus frappants, le bacille pyocyanique que Charrin a si bien étudié. A l'état normal c'est un bacille très court, presque un cocque ovalaire, dans de bonnes conditions il conserve indéfiniment cette forme. Mais mettez-le dans des conditions dygénésiques, en particulier cultivez-le dans du bouillon additionné d'acide borique, aussitôt il devient polymorphe, il prend une nouvelle forme, il se présente sous l'aspect de filaments très longs, parfois contournés sur eux-mêmes pour donner l'apparence de véritables spirilles. Mais reprenez ce bacille transformé, réensemencez-le dans du bouillon normal et tout aussitôt il reprendra sa première forme. Dans certaines conditions les microbes gênés dans leur développement peuvent prendre des formes bizarres, mais cela n'indique réellement pas une transformation durable. Prenez un oranger élevé misérablement dans un appartement de nos régions du Nord et placez-le près d'un de ces arbres qui poussent librement dans les environs de Valence, se ressemblent-ils ? L'olivier, le palmier de nos pays vous rappellent-ils même vaguement la végétation luxuriante des pays orientaux ? Et cependant il ne s'agit pas là de transformisme il s'agit de plantes, d'êtres vivants se développant dans de mauvaises conditions et par suite prenant un aspect tout autre que celui qu'ils possédent dans les conditions favorables ou la nature les a placés.

Quant à la variabilité d'action d'un même microbe, pourquoi nous en étonner ? Ils agissent par des produits solubles, il s'agit en dernière analyse de l'action d'un poison chimique sur l'organisme. Est-ce que le même poison produit toujours les mêmes effets ? L'intoxication alcoolique peut donner lieu aux manifestations les plus bizarres, c'est tantôt l'ivresse, le delirium tremens, la pachyméningite, la gastrite, le pseudo-tabes, la cirrhose hépatique, que de maladies dépendant d'une même cause et il en est de même pour l'arsenic, le phosphore, le plomb, le mercure.

D'ailleurs, notre organisme lui-même ne fabrique pas les mêmes substances d'excrétions à l'état de santé et à l'état de maladie, à l'état de veille et pendant le sommeil, à l'état de repos et dans le surmenage, à l'état d'hypernutrition et dans la diète, dans toutes ces circonstances, les matières que nous fabriquons les leucomaïnes, les alcaloïdes comme la créatinine, la leucine, la thyrosine, les produits d'excrétion comme l'urée, les sels comme les chlorures et les phosphates ne sont pas produits en même quantité ; notre urine à une toxicité variable dans l'état de veille et pendant le sommeil, nous ne sommes cependant pas tentés de dire pour cela que nous sommes soumis au transformisme. Pour les microbes comme pour l'organisme, comme pour tous les êtres vivants, les produits de sécrétion varient à l'infini suivant les conditions dans lesquelles cet être vivant se trouve.

C'est d'ailleurs là que gît le nœud du problème et il est compliqué par la nature même des deux êtres en présence vivant tous deux et par suite constamment modifiables dans leur état.

Charrin dit encore : « Les infiniments petits s'éduquent. » Tel bacille, qui n'était pas hémorrhagipare le deviendra dans » des circonstances particulières. Du reste, en présence des » parasites, les tissus ne se comportent pas de mille façons. » Lorsqu'ils ont évolué vers les dégénérescences suppurée, » graisseuse, scléreuse, granuleuse, pigmentaire, muqueuse » amyloïde, etc., etc., vers les proliférations embryonnaires, » vers l'ulcération, vers la gangrène, etc., etc.. ils ont sen- » siblement épuisé le bilan de leurs procédés réactionnels. — » A chaque cellule de l'économie, à chaque germe correspond » une fermentation spéciale, soutient Bard, dans ses aperçus si » originaux. L'avenir, rien n'est impossible, nous armera » peut être d'instruments de technique, permettant d'effectuer » des différenciations illimitées. Malheureusement, à l'heure » présente, nous n'en sommes pas là. »

Dès lors si notre organisme a à sa disposition si peu de modes réactionnels, nous ne devons plus nous étonner que des microbes différents doivent fatalement causer des maladies semblables, très proches les unes des autres sinon identiques et que le même microbe puisse engendrer des lésions différentes puisque les modes de réaction sont limités. Au contraire nous sommes surpris de voir tant de maladies différentes dépendre de la lutte de notre organisme contre une série de microparasites tous doués de propriétés si voisines les unes des autres et parfois impossibles à différencier. Nous ne pouvons avoir la compréhension de ce problème qu'en étudiant le mode de réaction de l'organisme et, en nous rappelant que dans cette lutte il y a en présence, deux êtres vivants qui se modifient à chaque instant, qui sous l'influence des actes vitaux, des échanges nutritifs, des phénomènes circulatoires et respiratoires et même sous la dépendance de causes qui nous échappent, ne sont jamais deux secondes exactement identiques à eux-mêmes, nous comprendrons que le résulat de la lutte doit varier à chaque instant bien que les ennemis en présence ne soient pas toujours essentiellement différents.

Nous avons vu que la virulence du microbe peut varier, la puissance de résistance de l'organisme peut varier aussi et c'est l'étude de la bactéréologie qui nous a appris en quoi consiste cette résistance.

Vous vous êtes sans doute demandés souvent, Messieurs, pourquoi des esprits sérieux consacraient parfois un temps précieux à l'étude d'une maladie inconnue ou rare chez l'homme et ne se produisant que chez les animaux, telle est l'étude du charbon, de la maladie pycyanique, de la septicémie vibrionnienne produite par le vibrio Metschnikovii et beaucoup d'autres encore. En y réfléchissant bien, votre étonnement doit cesser. Nous ne pouvons pas étudier librement la maladie chez l'homme, nous ne sommes pas en droit de le soumettre à l'expérimentation pathogénique. Sans doute, quelques expérimentateurs courageux, j'allais dire téméraires, ont parfois essayé sur eux-mêmes l'action des produits microbiens, d'autres les ont essayés sur leurs malades, en choisissant des moribonds, ou même des enfants athrepsiques, sous prétexte qu'ils étaient destinés à mourir bientôt. Si nous pouvons admirer le courage des premiers, nous ne saurions trop blâmer les seconds, ils ont oublié que même lorsque le médecin ne peut pas guérir son malade, il n'a pas le droit de lui imposer une nouvelle souffrance, il a même le devoir de lui éviter toute souffrance inutile. Si encore ces expériences avaient servi à quelque chose; mais que voulez-vous que démontre l'inoculation bactérienne faite au moribond. Réussirait-elle, nous ne serions pas en droit de conclure que le microbe a la même action dans un organisme doué de toute sa force de résistance.

Vous avez, sans doute, entendu parler de cette bravade célèbre d'un professeur de clinique se badigeonnant le pharynx avec des fausses membranes diphthéritiques. Il eut l'extrême chance de ne pas contracter la maladie, je ne pense pas cependant qu'il ose scientifiquement prétendre que la diphthérie n'est pas contagieuse; tous les médecins protesteraient, et si son expérience lui avait été fatale, on aurait, de tous côtés, crié au suicide. Récemment, des expérimentateurs courageux se sont bravement inoculés ou fait inoculer le virus vaccin du choléra, mais ce sont des faits isolés encore aujourd'hui dont nous ne pouvons pas tirer de conclusions. Il est vrai qu'à chaque instant des sceptiques s'engagent à s'exposer à toutes les contagions, à s'inoculer tous les microbes; un Américain vient même de s'offrir à avaler des bouillons de cultures de microbes cholériques virulents. Malheureusement ce n'est pas la science qui fait naître ces beaux dévoûments, l'amour de la réclame a sa part, et, si l'on pensait qu'un bactériologiste pourra prendre votre offre au sérieux, je crois que toutes ces fanfaronnades cesseraient bien vite. On compte trop sur la conscience du médecin, qui jamais n'exposera la vie de son patient dans un but purement scientifique, on se joue de l'honnêteté médicale. L'expérimentation sur l'homme est donc impossible, il faut bien que nous nous adressions aux animaux.

Mais l'animal ne prend pas le plus souvent les maladies de l'homme, ou s'il consent à les contracter, il leur imprime une allure spéciale qui les défigure. Dès lors, pour pousser à fond l'étude des grands processus, il faut choisir une maladie que l'animal contracte facilemont, et en notant tout ce que l'expérimentation nous apprend de certain dans ce cas, nous pouvons transporter ces données dans la pathologie humaine, nous pouvons, sur des faits qui, par eux-mêmes, ne sont pas démonstratifs, conclure par analogie, et groupant les faits isolés nous en arrivons à établir des doctrines qui, tout en reposant sur des données expérimentales, nous rendent compte de ce qui se passe chez l'homme et nous permettent de tirer des conclusions de faits parfois peu démonstratifs pris isolément. Nous procédons par comparaison, nous allons du simple au composé, après avoir fait l'analyse, nous arrivons à une époque comme celle que nous traversons où l'on ose commencer à faire la synthèse.

C'est ainsi, en procédant petit à petit, en étudiant la réaction chez l'animal, en notant les points de contact avec les faits observés chez l'homme, que l'on est arrivé à un commencement d'explication des moyens de défense que possède l'organisme.

Nous touchons en ce moment à un des points les plus importants mais aussi les plus compliqués de la pathologie générale, nous devons parler de l'immunité à tous ses degrés. Nous ne pouvons naturellement qu'effleurer rapidement ce point, car tout un volume ne suffirait pas à le traiter.

Nous observons parfois qu'un microbe très virulent, pour la plupart des animaux, est inoffensif pour une espèce ou même pour un animal en particulier; cette espèce ou cet animal possède l'immunité naturelle. Parfois, par des procédés particuliers qui s'appellent la vaccination, nous pouvons donner l'immunité à un animal réceptif, immunité plus ou moins complète, plus ou moins durable, c'est l'immunité acquise. Nous ne connaissons pas grand chose sur l'immunité naturelle et ce que nous en savons, nous l'avons appris en observant que les animaux doués d'immunité naturelle possédaient quelques-unes des propriétés que nous conférons aux animaux vaccinés. Car il est plus facile d'étudier l'immunité acquise, nous pouvons étudier plus facilement en quoi l'animal vacciné diffère de l'animal neuf, étant donné que nous pouvons faire varier le degré de vaccination comme aussi le degré de virulence du microbe nocif que nous lui inoculons.

Vous savez depuis longtemps qu'une première maladie infectieuse surmontée par l'organisme agit vis-à-vis du microbe de cette maladie comme une vaccination. Une première infection par un microbe vaccine le plus souvent l'organisme contre l'action subséquente de ce même microbe, d'ailleurs la vaccination n'est qu'une maladie infectieuse réduite à son minimum. Cette notion de la maladie infectieuse est bien ancienne, aussi dès le début de la bactériologie, on essaya d'expliquer cette immunité conférée par une première infection. On commença par admettre que le microbe pendant la première attaque épuisait le sol, le dépouillait de toutes les substances capables de servir à son entretien, dès lors le microbe arrivant ensuite, ne trouvant plus le nécessaire pour vivre, mourrait d'inanition. Je n'insiste pas, il suffit pour vous démontrer l'erreur de ceux qui pensaient ainsi, de vous rappeler que la vaccination n'est que relative le plus souvent pour ne pas dire toujours. L'animal vacciné dans les conditions ordinaires est réfractaire à une infection normale, à une dose moyenne de virus, mais il prend la maladie infectieuse si on force trop la dose de matière infectante. Or, si cent microbes ne trouvent pas de quoi se nourrir, un million ne le trouvera pas davantage et la vaccination devrait agir contre une forte dose de virus comme contre une dose faible, ce qui n'est pas.

En face de l'objection naquit immédiatement une seconde théorie, le microbe n'épuisait pas le sol, mais il laissait dans l'organisme une substance nuisible à sa vie même, il s'intoxiquait lui-même et on comparait une fois de plus l'homme à un bouillon de culture, la culture ancienne est funeste à la vie même du microbe, il s'intoxique à la longue par ses propres produits. Théorie plus spécieuse, mais erronée encore. Si le fait était vrai, c'est immédiatement après la vaccination, alors que l'économie renferme le plus de produits d'origine microbienne qu'elle devrait jouir de l'immunité la plus marquée. Or, cela est contraire à l'observation, quand on vaccine un animal, il n'a pas ou peu l'immunité pendant les premiers jours, il lui faut un certain temps pour l'acquérir, et c'est quand les produits d'origine microbienne ont tous été rejetés, en particulier par les urines, que l'immunité est la plus forte.

On vit de suite que l'impossibilité d'expliquer les faits par ces théories purement chimiques conduisaient aux théories vitalistes et on admit, sans rien comprendre d'abord, que l'immunité était due à une action vitale de l'économie, à une modification de l'action cellulaire.

En somme, l'être vivant a à sa disposition des moyens de défense ; s'ils sont naturellement parfaits, il est doué d'immunité naturelle, si nous les rendons suffisants par la vaccination, il jouit de l'immunité acquise, s'ils ne possèdent ou si nous n'arrivons à leur conférer qu'une puissance relative, qu'un certain degré d'activité, il n'a qu'une immunité relative, il est plus ou moins réceptif et ici existent tous les degrés.

Quels sont ces moyens de défense? Ils sont multiples et si certaine école professe qu'un seul moyen existe à l'exclusion de tout autre, la plupart des auteurs sont plus éclectiques et tout en faisant jouer le rôle principal à tel ou tel procédé, ils admettent que l'orgánisme a à sa disposition des moyens très divers pour se défendre contre l'attaque des infiniments petits.

Depuis longtemps, on avait remarqué que certaines cellules animales, en particulier les cellules amiboïdes, possédaient la faculté de s'incorporer les granulations inertes qu'elles rencontraient sur leur passage, et d'en débarrasser ainsi l'organisme. Metschnikoff démontra que les cellules avaient non seulement la propriété d'incarcérer les corpuscules inertes, mais encore les microbes. Ces cellules entrent en lutte avec les microorganismes, les incorporent dans leur protoplasma, les tuent par leurs sécrétions et les digèrent; parmi beaucoup d'autres cellules, les leucocytes et les cellules endothéliales jouissent particulièrement de cette propriété, et Metschnikoff les appellent des phagocytes On fit l'objection que les globules blancs et les autres phagocytes étaient bien capables d'englober les microbes, mais seulement quand ceux-ci étaient morts, ils ne tuaient pas les microbes, ils se contentaient de débarrasser l'organisme des cadavres des microbes. Metschnikoff a répondu victorieusement à cette objection et, par une série de preuves qu'il serait trop long de vous rapporter, il a établi définitivement la phagocytose. Je ne lui ferai qu'un reproche, c'est celui que beaucoup d'auteurs lui ont déjà fait. Tout le monde admet aujourd'hui ou à peu près la phagocytose et sa valeur dans la défense de l'organisme, mais pourquoi en faire le mode unique de résistance, pourquoi rejeter tout ce qui n'est pas elle. Pour Metschnikoff, un sujet serait donc doué d'immunité quand ses phagocytes sont assez forts pour englober tous les microbes, et nous donnerions ou renforcerions l'immunité chez un animal en augmentant le nombre de ses phagocytes ou en rendant plus forts ceux qu'il possède; ce résultat serait produit par la vaccination. L'expérience démontre que la phagocytose nulle pour un microbe chez un animal neuf, devient active chez le même animal vacciné. Mais ce n'est pas tout, il faut que les leucocytes viennent combattre le microbe au point d'introduction, il faut qu'ils y soient attirés. Pure action chimique répondent les auteurs. Gabritschetsky, puis Massart et Bordet admettent, sur la foi d'un certain nombre d'expériences, que les microbes possèdent la propriété d'attirer les leucocytes, c'est le chimiotaxisme dont Metschnikoff se déclare nettement partisan. Il y a des microbes chimiotactiques dont l'organisme triomphe facilement, il y en a même qui, peu virulents, sont chimiotactiques, tandis que doués d'une virulence plus grande ils sécrètent des substances qui stupéfient les leucocytes, les repoussent même et par suite les empêchent d'exercer leur action phagocytaire, si utile pour l'organisme. Pouvoir phagocytaire plus ou moins prononcé, de la part de l'organisme, pouvoir chimiotactique positif ou négatif de la part du microbe, tout est là pour expliquer la défense de l'organisme, l'immunité à tous ses degrés du moins pour Metschnikoff et ses élèves

L'existence même de la phagocytose n'est plus guère en cause aujourd'hui, tout le monde l'admet ou à peu près. D'ailleurs, l'étude clinique des maladies infectieuses nous confirme dans cette idée. Dans presque toutes les maladies infectieuses, nous trouvons, par l'étude du sang, que le nombre des globules blancs est augmenté et ce doit être là un effort de l'économie pour se débarrasser des agents infectieux, mais on a démontré que l'organisme possède encore d'autres moyens de défense. Cependant il s'en faut de beaucoup que tout le monde admette le chimiotaxisme. Nous sommes d'ailleurs sur ce point de l'avis du professeur Bouchard, il est certain qu'une fois la diapédèse effectuée, quand les globules blancs sortis des vaisseaux sont accumulés au point infecté, il doit y avoir une attraction des globules blancs de la part des microbes, à moins que ce ne soit les globules blancs qui attirent les microbes. Toujours est-il que dans ce cas il y a attraction réciproque de ces deux éléments cellulaires et le chimiotactisme peut rendre compte de ces déplacements peu étendus, mais expliquer l'attraction de millions de globules blancs, venant de tous les points de l'économie, par une parcelle de substance nocive déposée en un point, cela nous paraît dépasser les bornes d'une saine interprétation. Se basant sur les expériences de ses élèves, en particulier de Charrin, Gley, Roger, le professeur Bouchard a établi que les microbes secrètent des substances qui, après absorption, ont une action sur les centres nerveux, les unes produisent la dilatation des vaisseaux, les autres s'y opposent en actionnant les nerfs vaso-constricteurs, et, par suite, favorisent ou empêchent la diapédèse, aux premières il donne le nom d'ectasine, aux secondes d'anectasine.

Cette explication, reposant d'ailleurs sur des faits expérimentaux, est plus satisfaisante, car nous comprenons qu'une petite quantité de substance ait une action très marquée et s'exerçant sur tout l'organisme, du moment que cette action s'exerce par l'intermédiaire des centres nerveux. Cependant cette explication ne rendant pas compte à beaucoup près de tous les cas, nous avons cherché à démontrer dans nos recherches sur les suppurations que les cultures de pyococques ont presque toujours une action asnectasique, mais que sous l'influence de l'action microbienne les cellules pouvaient sécréter une substance ectasique.

Mais à côté de la phagocytose, Behring, Kitasatto, Bouchard et surtout ses élèves Charrin et Roger ont démontré qu'il existait un autre mode de défense, c'est l'état bactéricide de nos humeurs et de nos tissus. Chez certains animaux, les humeurs sont naturellement bactéricides pour certains microbes, chez d'autres elles n'ont pas cette propriété mais, comme les expériences le démontrent, elles peuvent l'acquérir par la vaccination. Ces faits reposent sur des expériences authentiques faites par des expérimentateurs renommés et on aurait mauvaise grâce à les nier. Le microbe ne rend pas nos humeurs bactéricides directement en y déversant des produits qui nuisent à sa propre existence, mais il trouble le fonctionnement cellulaire, il modifie le type nutritif et par suite le type fonctionnel de la cellule et la rend apte à sécréter de nouveaux produits dont quelques-uns jouissent de propriétés bactéricides. De plus, cette propriété il la donne à la cellule parfois d'une manière transitoire, éphémère, pendant un temps très court, mais le plus souvent il la modifie d'une façon durable et cette modification est fixée, c'est-à-dire que la cellule la transmet à sa descendance, aux nouvelles cellules issues d'elle. Cette théorie n'est pas aussi catégorique que la première, elle ne nie pas le phagocytisme, elle lui donne un adjuvant, un mode de défense qui agit à côté de lui et qui parfois lui prête son appui. Car la propriété bactéricide des humeurs n'est pas toujours assez accusée pour tuer les microorganismes, parfois elle se contente d'être atténuante, elle ne détruit pas les microbes, elle les rend moins virulents et elle les met ainsi dans un état d'infériorité, elle les rend plus aptes à être incarcérés et dévorés pas les cellules phagocytes.

L'organisme doit encore posséder d'autres moyens de défense et il en est probablement que nous ne connaissons pas encore ; mais à côté de la production de substances bactéricides, il faut ranger la formation des substances antitoxiques découverte récemment. Ces deux modes de défense peuvent se ranger sous un chef unique, la production de protéïdes défensives, les unes étant bactéricides agissent contre le microbe lui-même, les autres étant antitoxiques agissent contre les produits de ce microbe.

Ces substances ont été découvertes par Berhing et Kitasato pour le tétanos, par les deux Klemperer pour la pneumonie. Ces derniers ont démontré que le pneumococque produit une toxine, la pneumotoxine, mais sous l'influence de son action l'organisme réagit bientôt et au bout de quelques jours il se forme une protéïde défensive neutralisant l'action de la toxine qu'ils ont appelé l'antipneumotoxine. Ces faits reposent sur des expériences, mais l'observation clinique nous montre quelque chose d'analogue. Avez-vous jamais réfléchi à ce qui se passe de vraiment étrange dans la pneumonie ? Vers le 6me ou le 7me jour, la maladie a atteint son maximum, tous les symptômes existent à l'état d'hyperacuité, l'infection se manifeste par tous les signes classiques, la fièvre surtout est très intense, les microbes doivent être en très grand nombre et leur virulence atteint son maximum. Revenez le lendemain, le malade semble guéri. la fièvre est tombée, un bien être extraordinaire se manifeste. Cependant mettez votre oreille sur ce thorax, les signes sthétoscopiques sont les mêmes que la veille, tout le poumon est hépatisé. Pourquoi cette crise salutaire est-elle survenue ? Est-ce que les microbes si nombreux hier ont tous été détruits comme par enchantement en quelques heures ? On a essayé de le soutenir, mais bien à tort, on a dit que le pneumocoque avait une vitalité très faible et une virulence très éphémère ; pure illusion, car vous le retrouverez vivant et virulent dans la salive de ce malade pendant des mois et peut-être des années. Que s'est-il donc passé ? Nous ne pouvons rien affirmer de certain, mais il est probable que, sous l'influence de l'action microbienne, l'organisme a réagi, les cellules ont été modifiées dans leur type fonctionnel, les sécrétions sont devenues antitoxiques, il y a eu, en un mot, formation d'antipneumotoxine. Le pneumocoque vit toujours dans cet organisme, mais il ne nuit plus, car ses sécrétions sont neutralisées au fur et à mesure de leur production par la fonction cellulaire dirigée désormais dans une nouvelle voie. Mais pour arriver à ce résultat, il a fallu une éducation de la cellule, une déviation fonctionnelle progressive, et elle n'est arrivée à un résultat favorable qu'après 6 ou 7 jours. Voilà ce qui s'est passé dans cet organisme infecté par le pneumocoque, mais il est juste d'ajouter que cette déviation fonctionnelle de la cellule n'est pas fixée, elle ne la transmet pas indéfiniment à ses descendants, car l'organisme peut bientôt se laisser attaquer à nouveau et la pneumonie est une des maladies infectieuses qui récidive à brève échéance.

Voilà ce que nous savons aujourd'hui du mode de défense de l'organisme, l'avenir nous réserve probablement encore de nouvelles découvertes dans cette voie.

Pour terminer, passons maintenant rapidement en revue la thérapeutique rationnelle des maladies infectieuses basée sur les découvertes de la bactériologie.

Pour venir en aide à l'organisme dans cette lutte de deux êtres vivants, nous avons deux grands moyens généraux, affaiblir l'ennemi, combattre le microbe ; fortifier la place attaquée, augmenter la résistance de l'organisme.

Quand on veut agir contre le microbe, on peut chercher à le détruire, à l'évincer complètement de l'organisme ou simplement à l'atténuer, à le rendre moins dangereux. Pour le détruire, le procédé le plus certain, du moins dans les infections localisées, c'est l'éradication des points infectés ou du moins l'éloignement des produits septiques. C'est ainsi qu'agit le chirurgien quand il pratique l'amputation d'un membre gravement infecté, il pourrait peut-être obtenir la guérison de la lésion locale par des soins assidus et des pansements répétés, mais cette guérison serait longue et pendant tout ce temps les microbes déverseraient leurs produits dans l'organisme et pourraient y causer des lésions irrémédiables. Dans ce cas, on doit aller au plus pressé, on doit sacrifier un membre, un organe susceptible de guérir peut-être à la longue, mais étant pendant tout le temps que dure la maladie un péril imminent pour la vie du malade. C'est ainsi qu'agit encore le chirurgien, quand il incise, quand il draine les foyers de suppuration, le principal résultat de cette intervention, c'est d'enlever de l'organisme des milliards de microbes qui ne cessent de déverser leurs poisons dans le torrent circulatoire et lymphatique. Mais l'éradication complète de la lésion n'est possible que par exception, alors nous sommes forcés d'agir autrement, nous cherchons à tuer le microbe sur place, c'est le but de l'antisepsie, qu'elle combatte les infections des plaies comme l'antisepsie chirurgicale, qu'elle cherche à prévenir l'infection dans des organes prédisposés, comme l'antisepsie obstétricale ou qu'enfin elle s'efforce d'assainir nos cavités internes comme l'antisepsie médicale. Pouvons-nous toujours réussir à tuer les microbes par l'emploi des antiseptiques? Évidemment non, mais quand nous ne les tuons pas, nous arrivons cependant le plus souvent à leur porter un coup funeste, nous arrivons à les affaiblir, à les rendre moins nocifs, à les atténuer et, par suite, nous augmentons les chances qu'a l'organisme de vaincre l'infection.

Enfin, dans certains cas, le microbe peut s'intoxiquer lui-même par ses propres produits de sécrétion. Ce phénomène commun dans les cultures in vitro, où le microbe meurt rapidement dans un milieu confiné, ne peut se réaliser que rarement dans un organisme comme le corps humain où les échanges nutritifs incessants, les excrétions modifient et renouvellent sans cesse les conditions du milieu.

Il y a cependant certains produits d'origine microbienne qui ont une action pour ainsi dire élective sur certains microbes ou au moins sur les lésions causées dans l'organisme par ces microbes. Les faits de ce genre sont encore peu connus et un des produits, qui démontrent le mieux cette action, a fait récemment grand bruit et, après avoir été proclamé comme un merveilleux spécifique aux quatre coins du monde, il est tombé si bas qu'il semble presque que l'on a honte aujourd'hui d'en parler. Vous avez compris que je fais allusion à la tuberculine de Koch ; sans porter sur ce produit un jugement définitif, on peut dire qu'il ne méritait ni cet honneur, ni cette indignité. Née dans le silence du laboratoire, la tuberculine eut gagné beaucoup à s'y perfectionner davantage avant d'en sortir pour entrer dans le domaine de la clinique. Mais qu'on le veuille ou non, il serait injuste d'accabler son auteur de tout ce mépris, surtout si on considère les choses simplement au point de vue scientifique. La tuberculine ne guérit pas la tuberculose, mais il serait injuste de dire qu'elle la donne, cela n'a jamais été démontré, elle a pu aggraver certains cas, hâter la mort de quelques malades, je veux bien le concéder, mais cela tient uniquement, comme nous l'avons dit, à ce que ce produit a été lancé trop tôt dans le domaine clinique et si nous cherchions bien nous trouverions peut-être que ceux-là mêmes qui l'ont lancée n'étaient pas des hommes dévoués uniquement à la science. Mais cependant il me semble que l'histoire de la tuberculine nous laisse un grand enseignement en ce qui touche le traitement des maladies infectieuses. Vous rappelez-vous ce qui se passait chez les tuberculeux soumis à ce que l'on appelait les injections de lymphe de Koch. On a pu citer quelques exceptions, il y en aura toujours en médecine, mais en règle générale, les injections, à certaine dose, ne produisaient aucun trouble chez tous ceux qui n'étaient pas porteurs d'une lésion tuberculeuse ; chez ces derniers au contraire, la fièvre s'allumait, l'organisme était en proie à tous les signes d'une réaction parfois si intense qu'elle nous effrayait : mais ce n'est pas tout, à côté de cet état général il y avait un état local très évident, très net pour tous ceux qui ne veulent pas juger de parti pris. Chez le lupique, cette réaction était surtout intéressante à étudier parce que nous pouvions mieux la suivre, la plaque de lupus se tuméfiait, rougissait, sécrétait avec abondance ; chez le pthisique, il survenait une congestion intense du poumon avec expectoration abondante. Cela, Messieurs, ne vous montre-t-il pas, d'une façon évidente, que cette lymphe avait une action spécifique, je ne dis pas curative, mais certainement modificatrice sur les lésions tuberculeuses et rien que sur celles-là. Il faut vivement regretter que l'application thérapeutique hâtive ait fait des victimes, mais l'étude expérimentale nous apprend ce fait extrêmement importaut que certains produits d'origine bactérienne ont une action d'élection sur les lésions causées par les microbes. Nous pouvons espérer qu'en modifiant ces produits nous pourrons rendre cette action élective favorable à l'organisme et peut-être curative. C'est l'enseignement que nous devons tirer de ces faits et il ne faudrait pas trop nous étonner si un jour la lymphe de Koch, étudiée à nouveau, préparée d'une autre façon, perfectionnée en un mot, ne faisait sa réapparition. D'ailleurs il faut dans le cas des maladies infectieuses ne savoir demander à la thérapeutique que ce qu'elle peut donner. Trouver un remède spécifique certain contre les maladies infectieuses y arriverons-nons jamais ? je l'ignore, mais j'en doute. On pourra découvrir des produits, des méthodes qui donneront des résultats excellents, qui guériront souvent, mais en trouverons-nous qui guériront toujours ? Nous n'avons, en effet, que deux ressources : affaiblir le microbe ou fortifier l'organisme ; il peut être des cas où l'organisme est dans un tel état de déchéance, que nous ne puissions pas relever suffisamment ses forces malgré tous nos efforts pour qu'il puisse résister à un microbe doué de sa virulence minima.

Du reste, il faut bien le dire, dans la maladie infectieuse. si on en excepte les infections locales, nous avons réellement peu de prises sur le microbe, nous pouvons plus facilement augmenter la résistance de l'organisme. Rien ne démontre que ces produits microbiens, à action élective, agissent sur le microbe, il est au contraire plus probable qu'ils agissent sur le terrain, qu'ils modifient le territoire cellulaire attaqué par le microbe et lui donnent de nouvelles forces. Nous sommes ici arrivés à la seconde méthode de traitement des maladies infectieuses qui a pour but de modifier la résistance de l'organisme et là nous pouvons arriver à des résultats plus favorables, nous pouvons même tellement fortifier l'organisme, que nous arrivons à le rendre réfractaire.

Ce n'est pas d'aujourd'hui que l'on sait qu'il faut soutenir les forces du malade, qu'il faut le tonifier, mais on ne connaissait pas toutes les maladies infectieuses, et vous savez quel rôle important jouait dans l'ancienne médecine,. la diète, la purgation et la saignée à outrance. Ces moyens ont eu leur temps, non pas qu'on ne les emploie plus aujourd'hui, mais leur usage est réglé avec discernement, on a appris à en user, on cesse d'en abuser. Donc il faut tonifier le malade, et rendre des forces à l'organisme ; modifier et améliorer l'état général est un des meilleurs moyens de le mettre en état de combattre l'infection.

A coté de cela il est des moyens spéciaux de rendre l'organisme moins vulnérable, moyens que la bactériologie n'a pas tous inventés, mais qu'elle a perfectionnés, et qu'elle cherche à généraliser. Il est toujours plus facile d'éviter la maladie, que de la guérir, et c'est en effet dans l'immunité préventive que donne la vaccination que le traitement des maladies infectieuses a ses plus beaux succès. Mais si les succès sont éclatants, le mode de traitement efficace n'en est pas moins limité à quelques affections et c'est de ce côté que doivent porter surtout les efforts des travailleurs. Jenner avait précédé la microbiologie et nous n'avons pas pu ajouter quoique ce soit à sa découverte, mais vous savez quel service il a rendu à l'humanité et combien nous devons propager la vaccination Jennerienne. En dehors de celle-là toutes les vaccinations sont de date récente et c'est à Pasteur que nous devons de nous en avoir démontré la possibilité et de les avoir introduites dans la pratique. Chez l'homme on n'a guère pratiqué que la vaccination antirabique et il vous suffira de relire les statistiques pour voir que, malgré les clameurs de quelques médecins qui se sont réellement acharnés contre le traitement pastorien, il rend chaque jour d'éminents services en diminuant notablement les cas de rage après morsure par des animaux suspects ou même sûrement atteints d'hydrophobie. Mais on travaille de tous cotés cette question et les résultats étonnants obtenus dans certaines maladies infectieuses des animaux, en particulier le charbon des bovidés et le rouget des porcs, nous permettent d'espérer que bientôt la vaccination pourra nous rendre réfractaires à d'autres maladies.

Comment agit la vaccination je vous l'ai dit ce n'est pas par une action purement chimique c'est par une action physiologique, elle modifie le fonctionnement cellulaire, elle rend la phagocytose plus intense, elle augmente le pouvoir microbicide de nos tissus ou de nos humeurs, elle active la production de substances favorisant la diapédèse. Mais tout cela ne se fait pas en un instant, il faut un certain temps, pour que nos cellules s'éduquent et changent de fonctions, il faut donc que la vaccination intervienne avant l'infection, ou encore que l'évolution du processus vaccinal soit plus rapide que celle du processus infectieux, c'est ce qui se produit pour la rage et peut être même pour le vaccin jennérien mais ici les différences entre les temps d'évolution sont moins marquées.

Certains auteurs se sont occupés dès lors de savoir si ces

substances microbicides, que l'on a appelé de différents noms, enzymes, alexines, protéïdes défensives n'existaient pas toutes formées dans le sang et dans les tissus des animaux doués d'immunité naturelle ou mêmes rendus réfractaires par la vaccination. Pour certaines maladies il semble démontrer, mais ces recherches sont encore très récentes et demandent confirmation, que le suc de la rate et surtout le serum du sang des animaux réfractaires contiennent de ces substances. et dès lors l'injection de ce serum de réfractaire à un animal infecté pourrait amener la guérison. Cette méthode à laquelle on a donné d'une façon générale le nom de serothérapie est encore à l'étude et a soulevé de grandes contradictions, cependant les faits semblent démontrer qu'il y a quelque chose à chercher de ce côté.

Mais il ne suffit pas de combattre le microbe, il existe des cas, ou il est trop tard pour le poursuivre quand il s'est introduit dans l'organisme. A peine a-t-il pénétré en un point, qu'il a déjà sécréter assez de poison pour intoxiquer l'organisme, vous pouvez dès lors supprimer le microbe, le tuer sûrement, vous n'empécherez pas son action fatale, son œuvre est déjà faite.

Vous avez sans doute compris que je veux parler de ces microbes qui comme le bacille du tétanos secrétent des produits d'une toxicité telle qu'une trace suffit pour nous frapper mortellement. Dès lors, s'il faut combattre le microbe pour l'empêcher de reproduire à nouveau cette toxine si énergique, il faut aussi chercher à neutraliser la quantité déjà absorbée quand les premiers symptômes éclatent. C'est ce que certains auteurs ont cherché à faire, en particulier Berhing et Kitasato, en injectant une antitoxine. Je ne puis m'appesantir sur ces faits, il me suffit de vous dire que c'est ici encore une variété de la serothérapie.

Enfin il est une dernière tentative qui a été faite c'est la bactériothérapie. Ici on utilise un prétendu antagonisme entre les microbes, l'un combattant l'autre et finissant par le vaincre, on cherche par suite à trouver des microbes inoffensifs qui sachent détruire les microbes offensifs ou au moins des microbes causant des maladies plus bénignes qui soient antagonistes de germes occasionnant des lésions incurables. Cette méthode, qui ne semble pas avoir grand avenir, n'a d'ailleurs donné que des succès éphémères dans les mains de ceux qui l'ont inventée et elle semble aujourd'hui justement délaissée. On ne croit plus guérir la tuberculose en faisant inhaler aux phthisiques des cultures de bacterium thermo, pas plus qu'on ne traite le cancer ou le lupus en inoculant l'érisypèle dans les régions atteintes. Le traitement de la granuleuse conjonctivite par l'innoculation gonococcienne semble lui-même abandonné.

Il me reste pour terminer à vous dire un mot de l'application de l'injection de substances solubles d'origine bactérienne au traitement de certaines maladies dont la cause n'est pas connue ou au moins mal connue et dont l'origine infectieuse n'est pas démontrée. Dernièrement quelques auteurs ont affirmé avoir obtenu de bons résultats dans le traitement de l'épilepsie par l'injection de cultures stérilisées de staplylocoques ou de streptocoques. Cette idée hardie était basée sur cette observation qu'un érisypèle intercurrant avait amélioré un cas d'épilepsie. Bien que le fait à peu près isolé soit loin d'être démonstratif, nous pouvons dire, car nous savons si peu de choses sur la pathogénie des affections nerveuses, qu'il n'est impossible qu'une modification fonctionnelle de certains éléments ne puisse améliorer ces maladies.

Enfin vous savez que depuis quelque temps on fait grand bruit de la médication hypodermique par les injections de Brown-Sequart. Cette méthode assez incompréhensible, un peu mystique même quand il s'agissait simplement de l'injection du suc testiculaire, est peut être devenue un peu plus explicable depuis que l'on a cru voir que les injections de sucs de divers organes agissaient de même. N'y a-t-il pas là quelque chose d'analogue à l'injection des enzymes et des alexine ; le liquide lui-même n'agit nullement sur la maladie, mais modifie peut-être le dynamisme de certains éléments, les rendant plus forts et par suite plus résistants contre la maladie.

J'ai terminé, Messieurs, cette étude déjà trop longue et cependant encore bien incomplète. J'ai voulu vous montrer que la bactériologie progresse chaque jour en se transformant, que, si elle se simplifie d'une part, elle se complique bien plus d'autre part. Elle se simplifie, si l'on s'en tient aux idées purement analytiques des premiers auteurs, loin de découvrir encore de nouveaux microbes, chaque jour on semble diminuer la liste de ceux qui existent, on trouve entre tous les microbes déjà décrits des caractères communs et on ne tarde pas à reconnaître que le nombre des infiniments petits est plus restreint que l'on n'avait cru d'abord, que certains organismes décrits comme entièrement distincts sont très proches les uns des autres sinon identiques. Ainsi le vulgaire coli bacille est aujourd'hui reconnu identique à la bactérie septique de la vessie, au bacterium pyogènes. et peut être au bacille d'Eberth. Les suppurations urinaires, la fièvre typhoïde, les diarrhées, tout cela dépendant peut être d'un même microbe quelle simplification. Mais si nous regardons d'autre part les tendances actuelles de la bactériologie, qui sont les vraies ne l'oubliez pas Messieurs, les tendances actuelles dis-je à synthêtiser les faits après les avoir analysés, à rapprocher les effets et les causes qui sont conexes et partant de là, à édifier de grandes théories sur la maladie et sur l'immunité pour ne citer que celles là, si nous considérons ce coté de la question que de problêmes compliqués à résoudre et quel chemin il nous reste à parcourir. La bactériologie a progressé en se transformant, elle n'a pas dit son dernier mot, elle doit progresser encore et elle se transforme encore tous les jours. Il vous est donné, Messieurs, d'assister à cette transformation, de voir ces progrès, et non seulement de les voir, mais de travailler dans votre sphère d'action à hater leur apparition. Car ne l'oubliez pas, vous êtes ici l'élite de nos étudiants et le devoir de l'élite n'est pas de suivre modestement les progrès de la science mais de travailler à conquérir la vérité. Ce doit être votre ambition et ce sera votre œuvre, car il n'est pas nécessaire pour cela que vous fassiez de grandes découvertes, il suffit que vous étudiez attentivement chaque cas, que vous notiez point par point l'histoire de la maladie, que vous cherchiez à élucider les points douteux pour collaborer activement à la grande œuvre de la médecine contemporaine.

DE
LA SUPPURATION

A des époques comme celle que la médecine traverse actuellement, les théories vieillissent vite et la vérité d'aujourd'hui est parfois erreur demain. Au moment où la médecine expérimentale semble offrir aux chercheurs une veine inépuisable et facilement exploitable, chacun se livre à des recherches de ce genre et parfois les expérimentateurs, avides de découvrir quelque chose, vont trop loin. Craignant de voir leur découverte annoncée par d'autres, ils marchent en avant, se basant parfois sur des recherches incomplètes pour établir des faits que les recherches ultérieures contredisent. Parfois encore, l'observateur consciencieux n'entrevoie qu'une faible partie de la vérité et l'expérience plus tard élargit la voie, fait briller la lumière plus éclatante et ce qui était admis comme l'expression de la vérité n'apparaît plus que comme une demi-vérité que les découvertes de chaque jour élargissent et transforment. Précipitation trop grande d'une part, lenteur voulue, marche par étapes vers la vérité d'autre part, voilà deux causes de nos erreurs d'hier, voilà deux motifs pour que les théories se transforment chaque jour.

Après avoir longtemps vu les théories humorales régner en maîtresse absolue dans le domaine de la médecine, nos prédécesseurs avaient cru réformer complètement la pathologie en découvrant la théorie microbienne. Elle devait rendre compte de tout, le microbe expliquait tous les faits avec une clarté et même une simplicité idéales.

La lumière que jetait cette nouvelle découverte était si éclatante qu'elle aveugla un instant les médecins et surtout les expérimentateurs, mais il a fallu en rabattre beaucoup et on transforme encore tous les jours la doctrine microbienne pour l'accommoder aux faits observés.

C'est que l'on avait trop oublié qu'à côté du microbe, être nocif, il y a l'homme, il y a le malade, être plus ou moins résistant, et si le microbe est vivant et par suite capable de posséder des propriétés biologiques différentes suivant les circonstances, l'homme est vivant aussi et par suite doué suivant les instants, d'une résistance variable. Or si le microbe attaque plus ou moins violemment l'organisme, l'homme résiste plus ou moins énergiquement et la maladie n'est pas plus le résultat de l'action microbienne, qu'elle n'est la conséquence de la réaction de l'organisme. Elle tient à la fois de l'un et de l'autre, elle n'est pour ainsi dire que la résultante de ces deux forces opposées : action microbienne et résistance de l'organisme. De plus, le microbe n'est pas un être vivant bâti sur un type spécial, c'est un être monocellulaire, doué de propriétés voisines sinon identiques à celles de toutes les cellules vivantes. Par conséquent, la cellule animale, la cellule de nos tissus ne diffèrent pas par ses fonctions, d'une manière absolue, de la cellule microbienne et si cette dernière fabrique des poisons, la première peut en produire aussi et elle ne manque pas de nous inonder de substances toxiques, produits qui ne nuisent pas dans la majorité des cas parce qu'ils sont éliminés à mesure qu'ils se produisent ou au moins à temps pour ne pas nous intoxiquer.

Mais que la production devienne plus active ou que l'élimination se ralentisse et alors nous sommes incommodés par ces substances, nous sommes malades parce que certains de nos éléments nous intoxiquent, nous contractons une maladie infectieuse par autointoxication. Ceci nous prouve qu'à côté de la pathologie et de la physiologie microbienne, il y a la physiologie et la pathologie cellulaire et que la pathologie générale doit tenir compte à la fois de ces deux données; c'est d'ailleurs ce que tous les expérimentateurs comprennent aujourd'hui, et chaque jour de nouveaux faits viennent nous confirmer dans ces idées.

Toutes les théories médicales, toutes les données de la pathologie générale subissent donc chaque jour des modifications importantes, on pourrait dire des bouleversements. Parmi ces questions, il en est peu qui aient une importance aussi générale que la suppuration et il en est peu aussi qui aient été aussi souvent remaniées. Bien que j'aie écrit récemment une étude complète sur la question, certains points ont déjà varié et d'autres demandent à être précisés et plus catégoriquement affirmés : c'est ce que je vous demande la permission de faire aujourd'hui.

Nous examinerons successivement l'origine des éléments morphologiques du pus ; les causes et la pathogénie de la suppuration ; son mécanisme et enfin sa place dans la nosographie.

I.

On sait aujourd'hui que les globules de pus ne sont que des globules blancs plus ou moins modifiés ; la cellule de pus n'a pas une entité propre, c'est une cellule lymphatique plus ou moins altérée. Mais d'où viennent ces cellules? Les avis sont partagés encore à l'heure actuelle et trois théories principales peuvent être distinguées.

A. — La première théorie en date est celle de Virchow, qui est encore actuellement défendue par quelques-uns de ses élèves, en particulier par Grawitz qui a beaucoup écrit sur la suppuration. Pour eux, les globules de pus n'ont qu'une seule origine, ou au moins une origine tellement prépondérante que les autres sont négligeables, ils proviennent des cellules du tissu conjonctif en voie de prolifération. Sous l'influence de l'irritation, et nous prenons ici ce mot dans son sens le plus général, les cellules du tissu conjonctif prolifèrent, se multiplient et donnent naissance à des descendantes qui ne parviennent pas à l'état adulte, qui meurent ou restent assez longtemps à l'état embryonnaire. Ce sont ces cellules qui forment les globules de pus, et c'est là la *théorie cellulaire* de l'inflammation.

B. — Mais bientôt Conheim démontra que, dans l'inflammation et dans la suppuration surtout, il y a une abondante émigration des globules blancs hors des vaisseaux, il y a une diapédèse intense. Le fait, d'abord nié par les défenseurs de la théorie cellulaire, est aujourd'hui à peu près universellement admis, et si quelques auteurs essaient encore de protester contre la découverte de Conheim, ce n'est que pour refuser à la diapédèse un rôle prépondérant, un rôle exclusif dans le phénomène. Cette *théorie est celle de la diapédèse*, elle semble bien, pour l'observateur impartial, rendre compte des phénomènes observés, elle semble fournir une explication très acceptable de la formation de ces vastes amas de globules blancs qui ne demandent que quelques heures pour se constituer. Cependant si la majorité, la presque totalité même des globules de pus proviennent des globules blancs émigrés, on ne peut pas nier que les cellules proliférées du tissu conjonctif ne jouent un certain rôle dans le processus. Leur rôle principal, nous le verrons dans un instant, est tout autre que de former les globules de pus, cependant il peut se faire, il doit arriver souvent que quelques-unes de ces cellules embryonnaires soient entraînées après mortification dans le foyer de suppuration et viennent grossir le nombre des éléments figurés du pus. Aussi ne sommes-nous pas étonnés de trouver des auteurs qui, comme Cornil et Ranvier, se déclarent éclectiques et, tout en admettant que la diapédèse est de beaucoup le facteur le plus important dans la production des globules de pus, acceptent cette idée que les cellules proliférées jouent aussi un rôle dans cette formation.

C. — Enfin, la troisième théorie, mise en lumière tout récemment par Ranvier, met à la fois à profit le phénomène de la prolifération cellulaire et celui de la diapédèse. Pour lui, toutes les cellules de pus proviennent des globules blancs émigrés, mais l'émigration n'a pas lieu au moment où l'inflammation se déclare, elle est antérieure, et, au moment où la phlegmasie éclate, la formation des pyocytes est un simple phénomène de prolifération de cellules fixées dans les tissus, c'est la *théorie des clasmatocytes* qui, par sa nouveauté, demande un mot d'explication.

J'écrivais (1) dans mon livre sur la suppuration : « La théorie » s'est encore élargie, ce ne sont pas seulement les cellules » blanches du sang, les leucocytes à noyaux multiples, ce sont » aussi les cellules de la lymphe, les leucocytes à un seul » noyau qui peuvent sortir par diapédèse des espaces où ils » sont normalement contenus. Et si ces cellules peuvent, en » formant des amas très denses, servir à constituer le pus ; » elles peuvent aussi, conservant leur caractère de cellules » migratrices, rentrer dans la circulation. On admet, et Ranvier » vient de le démontrer, qu'elles peuvent rester dans les tissus » pour y jouir d'une vie sédentaire après s'être transformées » en cellules fixes du tissu conjonctif, cellules plus ou moins » ramifiées (clasmatocytes) ....

» Ranvier (2), frappé aussi de cette insuffisance des leuco- » cytes pour arriver à produire tous les globules de pus, a » étudié le sort des globules blancs émigrés et transformés en » cellules fixes du tissu conjonctif, en clasmatocytes.

» Les clasmatocytes sont des leucocytes qui ont perdu leurs » mouvements amiboïdes, qui sont devenus cellules fixes et » dont le protoplasma s'est accrû considérablement, en prenant » une forme arborisée. Ils ont un noyau ovoïde entouré d'un » amas de protoplasma duquel partent des prolongements

(1) G. Lemière. De la suppuration. Paris, 1891, pages 492-493.

(2) Académie des Sciences. Comptes-rendus, 6 et 27 avril 1891.

» simples ou ramifiés, mais jamais anastomosés. Les prolonge-
» ments présentent sur leur trajet des renflements et des
» rétrécissements. Ces cellules mesurent parfois un millimètre
» de diamètre et sont, chez certains animaux, comme le triton
» et la salamandre, cent fois plus volumineux qu'un leucocyte.
» Dans le grand épiploon, on en compte jusqu'à cent par
» millimètre carré, chez le lapin. Des portions peuvent se
» détacher de la cellule principale et devenir indépendantes.
» Cette dislocation est leur caractère principal et de là elles
» tirent leur nom (κλασμα, fragment, κυτος, cellule).

» M. Ranvier a vu que ces cellules, à la moindre inflamma-
» tion, retournent à l'état embryonnaire, puis alors elles se
» multiplient et donnent naissance à de vrais leucocytes ; ce
» serait là l'origine du plus grand nombre des pyocytes,
» d'après lui. Après irritation par le nitrate d'argent, il a vu
» dans le péritoine du lapin les clasmatocytes se transformer
» en moins d'une heure en leucocytes nombreux. »

Ces premières données avaient été acquises par l'étude expérimentale de la péritonite provoquée chez les animaux par les irritants chimiques, en particulier par le nitrate d'argent qui est, comme on sait, une substance pyogène par excellence. Mais si M. Ranvier admettait alors que telle était l'origine d'un certain nombre de globules de pus, il a insisté depuis à nouveau sur ce fait et il est allé plus loin.

Il a dit à nouveau (1) : que les clasmatocytes revenus à l'état embryonnaire se multiplient très rapidement par voie de division directe et que c'est là la source principale de la suppuration que la diapédèse seule ne saurait expliquer dans un grand nombre de cas.

Cependant il insiste sur la différence qu'il y a entre le clasmatocyte et la cellule du tissu conjonctif.

Le clasmatocyte se fixe dans les tissus, y vit à l'état sédentaire, mais ne devient jamais une cellule conjonctive. Cette

---

(1) Académie des sciences. Comptes-rendus. 13 février 1893.

dernière est incapable de donner jamais naissance à des cellules lymphatiques et par conséquent à des globules de pus. Comme il le soutient depuis plus de vingt ans, les pyocytes ne sont que des cellules lymphatiques mortes ou nécrosées, ils proviennent en majeure partie des clasmatocytes. La divergence d'opinion qui existe entre les auteurs sur l'origine des globules de pus (prolifération ou diapédèse) s'explique aisément aujourd'hui, il y a prolifération active des cellules dans les tissus enflammés ; mais parmi les cellules qui se multiplient, les clasmatocytes et les leucocytes seuls produisent des globules purulents.

Après avoir longtemps admis que les globules de pus étaient des cellules conjonctives en hyperplasie, on crut que c'étaient des cellules émigrées ou en hétérotopie ; aujourd'hui il faut admettre, si cette théorie est vraie, que ce sont en majeure partie des cellules en hétérotopie antérieure qui sont saisies d'hyperplasie actuelle.

En résumé, la diapédèse fournit, par l'émigration des cellules lymphatiques, un contingent notable aux pyocytes, ces globules émigrés peuvent devenir des cellules de pus, mais la majeure partie de ces dernières proviennent cependant de la prolifération des cellules lymphatiques émigrées antérieurement. Aucun globule de pus proprement dit ne provient de l'hyperplasie des cellules fixes du tissu conjonctif. Le rôle de ces dernières cellules est de former un rempart qui limite la lésion et de fournir des éléments jeunes aux tissus pour réparer leurs pertes.

II.

Voyons maintenant quelle est la cause qui met ainsi en branle les globules blancs, qui les force à sortir des vaisseaux, à se multiplier. Les anciens avaient sur la suppuration des idées assez larges; tout irritant de quelque nature fût-il, physique, chimique ou mécanique, pouvait, en agissant sur les tissus, amener une inflammation, qui à son tour pouvait en se prolongeant ou en s'étendant davantage se résoudre en suppuration. Ainsi tout irritant était phlogogène et toute phlegmasie excessive comme étendue ou comme durée était capable d'amener une suppuration. Les idées se modifièrent peu pendant toute la période, que j'appellerai volontiers, prémicrobienne. On avait bien remarqué que le pus avait des propriétés spéciales, qu'il était phlogogène, pyogène même, et les expériences de Gaspard démontraient ce fait d'une manière incontestable : le pus appelle le pus ; plus tard, Sédillot, Bilhroth, Chauveau vont plus loin et démontrent que dans le pus c'est la partie solide, corpusculaire, qui est phlogogène, la partie liquide, le sérum est inoffensif ; mais la question resta toujours obscure et la cause inexplicable jusqu'à la découverte de la théorie microbienne.

Alors, avec la découverte de la théorie des germes, la question fit un grand pas, on trouva que la plupart des suppurations, pour ne pas dire toutes, étaient sous la dépendance des micro-organismes et on généralisa immédiatement : pas de suppuration sans microbe. On serra de plus près le problème, on voulait savoir comment le microbe produisait la suppuration, pourquoi il amenait la formation d'un abcès. On découvrit que le microbe n'agissait pas par lui-même mécaniquement, par simple action de présence, il exerçait son action par des substances chimiques solubles, qu'il fabriquait, qu'il sécrétait. Sans connaître encore exactement la composition chimique de ces substance solubles, on parvint à en isoler quelques-unes sous forme de poudre blanche amorphe ou cristalline (Leber, Christmas) ; puis enfin Grawitz démontra qu'une substance chimique bien définie, extraite de cultures microbiennes, la cadavérine avait une action pyogène très nette. Alors on se demanda si on n'avait pas dépassé le but, et si cet axiome admis par tous les chirurgiens : pas de pus sans microbe, était bien l'expression exacte de la vérité. Cette substance d'origine microbienne, la cadavérine, avait été reproduite par Ladenburg par synthèse totale, à côté de la cadavérine extraite des cultures de putréfaction, il y avait donc une cadavérine obtenue par synthèse indépendamment de tout microbe, chimiquement semblable à la première, et on remarqua bientôt qu'elle avait les mêmes propriétés pyogènes. Voilà donc une substance chimique aseptique qui a des propriétés pyogènes, il était tout naturel de se demander si d'autres substances chimiques aseptiques ne jouissaient pas des mêmes propriétés. L'idée fut reprise à l'étranger d'abord et on démontra que certain-s substances antiseptiques, la térébenthine, la créoline, le mercure, le nitrate d'argent avaient la propriété de faire suppurer les tissus, sans le concours des microorganismes. En France, ces idées eurent peine à s'acclimater et je fus l'un des premiers à les répandre et à reprendre par l'expérimentation méthodique cette étude dejà avancée en Allemagne. J'ai démontré l'action pyogène chez les animaux de différentes substances chimiques aseptiques, j'ai étudié la marche de ces abcès amicrobiens, j'ai montré que presque tous les animaux paraissent réagir par la suppuration vis-à-vis de certains irritants chimiques, mais il y a des différence dans la réaction, dans l'acuité, l'étendue ou la marche du processus suivant l'espèce animale envisagée, enfin j'ai mis en évidence la possibilité de ces suppurations chez l'homme. Aujourd'hui tout le monde admet, à côté des suppurations microbiennes qui sont spontanées, des suppurations amicrobiennes dues à des irritants chimiques et on a même essayé de faire jouer à ces suppurations un rôle thérapeutique.

Est-ce tout? Je n'oserais pas l'affirmer! Aujourd'hui les expérimentateurs qui ne se contentent pas de l'étude analytique des faits, qui cherchent à tirer des conclusions générales des faits isolés et des expériences particulières, reconnaissent que la pathologie microbienne a eu tort de vouloir tout expliquer quand même et qu'à côté d'elle il y a la pathologie cellulaire. La cellule, je le disais il y a un instant, vit comme le microbe et d'une vie bien analogue à celle du microbe, en tout cas, elle sécrète comme lui des substances à action physiologique bien nette, substances qui concourent à l'édification et au fonctionnement de l'organisme à l'état de santé. Mais que la cellule soit malade, qu'elle dévie de son fonctionnement normal et alors ne peut-elle pas sécréter des substances nouvelles dont l'action est toute différente de celle que les sécrétions normales exercent. Ce n'est là qu'une hypothèse dont l'avenir nous apportera la confirmation ou l'infirmation, mais en tous cas elle rend compte de quelques faits incompréhensibles sans cela. Il n'est pas rare de voir des abcès amicrobiens, du pus sans microbes, le fait au moins se présente. Pus déshabité, pus ancien, dira t-on, où les microbes sont morts après avoir exercé leur action nocive, leur action pyogène. C'est là une pure hypothèse, qui a pour elle dans certains cas un fondement de vérité dans ce que nous connaissons des microbes, mais qui n'explique pas tout à beaucoup près, car qui a démontré que le pus ancien est un plus mauvais milieu que le pus récent pour les microbes. Le pus, quel que soit son âge, n'est jamais un milieu favorable pour le microbe, Grawitz a démontré le fait expérimentalement et la théorie déduite de l'expérimentation et de l'observation des faits cliniques nous montre aussi qu'il en est ainsi, comme nous le verrons dans un instant. En tout cas, cette explication n'est pas valable pour les cas d'abcès chaud, à formation rapide, dont le pus ne contient pas de microbe et dont nous pouvons rapporter un exemple.

Le fait que nous allons rapporter a été observé il y a un an dans le service de M. le professeur Redier, au dispensaire Saint-Raphaël.

Il s'agit d'un adolescent, qui vint à la consultation pour des accidents inflammatoires, d'abord rapportés à des accidents de dent de sagesse et plus tard à de la nécrose du maxillaire. Je ne m'occuperai que des accidents suppuratifs. A la suite de cette phlegmasie, il se forma un abcès au niveau du maxillaire inférieur, abcès faisant saillie à l'extérieur et qui fut ouvert. Malgré l'incision, l'abcès ne se cicatrise pas, le trajet devient plutôt fongueux. Quelques jours après survient un abcès volumineux, fluctuant, indépendant du premier, à l'extrémité de la branche montante du maxillaire, dans la région temporale. Cet abcès avait eu une marche très aiguë, il s'était formé en trois jours, le pus phlegmoneux était abondant et la fluctuation était très nette, bien que l'abcès fût situé profondément sous les muscles. A l'incision, on recueille le pus que l'on soumet à un examen bactériologique. Par aucune méthode de coloration (Loeffler, Gram, Weigert, Zielh, Ribbert, Erlich-Weigert pour la recherche du bacille de Koch) nous ne pouvons trouver trace de microorganismes sur les lamelles chargées de ce pus.

Toutes les cultures, ensemencées sur différents milieux (agar peptonisé, agar sucré, agar glycériné, gélatine peptone) et mises à des températures diverses, restèrent complètement stériles.

Nous sommes bien forcés ici de conclure logiquement que le pus ne contenait pas de microbes, car il n'est pas possible que dans un abcès, le pus, examiné trois jours après le début du processus, ne contienne déjà plus de microbes parce que ceux-ci sont morts après avoir accompli leur œuvre. Il n'y a pour nous que deux hypothèses possibles : ou nous avons eu affaire à un abcès spontané dans toute la force du terme, c'est-à-dire dépendant uniquement d'un trouble fonctionnel des cellules de la région, ou encore nous avons rencontré un abcès ptomaïnique, causé par les substances solubles sécrétées par les microbes qui colonisaient à distance au niveau du maxillaire, substances solubles, résorbées sans les microbes, entraînées et portées à distance où elles ont eu une action phlogogène. Rien ne nous autorise, disons-le, à soutenir l'une plutôt que l'autre de ces hypothèses, et si nous penchons plutôt vers la seconde, c'est qu'elle se rapproche plus des données admises, mais réellement les phénomènes inflammatoires, les troubles probablement d'origine microbienne, n'avaient pas une telle intensité que nous fussions en droit d'attendre d'eux une action à distance si étrange et si contraire à ce que nous connaissons.

III.

De quoi se compose, en somme, une collection purulente et comment se constitue-t-elle? Ce n'est, en résumé, qu'une accumulation de globules blancs, de lymphocytes, qui auront à subir sur place des phénomènes de dégénérescence plus ou moins accusés pour les amener à l'état de pyocytes. Il faut donc deux choses pour qu'une collection purulente se constitue : d'une part accumulation d'un grand nombre de leucocytes en un point ; d'autre part cause capable de nuire à la vitalité de ces leucocytes. En d'autres termes, un abcès se constitue par suite de l'attraction d'un grand nombre de leucocytes en un point et de la mort de ces leucocytes. Il faudra, pour qu'une substance soit pyogène, qu'elle possède ces deux propriétés ou au moins qu'elle ait la faculté de modifier les tissus de façon à arriver à ce double résultat.

Ce n'est pas tout, la collection purulente se forme parfois très rapidement, elle renferme un nombre tel de leucocytes, que tous les globules blancs existant dans un organisme sain, ne suffiraient pas à la constituer. Aussi, il y a encore un autre phénomène qui intervient, il y a une leucocytose chez tous les individus qui suppurent. Ce sont d'abord les globules blancs qui se multiplient dans les tissus au point même où porte l'irritation, ce sont les clasmatocytes qui retournent à l'état embryonnaire et qui se multiplient. De plus, le sang contient plus de globules blancs qu'à l'état normal, et enfin surtout dans la moelle osseuse il y a une prolifération abondante de ces éléments. Mais par quel mécanisme, par suite de quelle action physiologique ces deux facteurs indispensables à toute suppuration : attraction et mort des globules blancs se produisent-ils? C'est ce que nous allons examiner maintenant.

IV.

Voyons d'abord comment s'établit le premier stade de la

suppuration, quelle est la force qui attire et amène un grand nombre de globules blancs en un point ?

Deux théories se disputaient la première place, j'ai cru devoir compliquer les choses, pour mieux les expliquer en en ajoutant une troisième et vous ne serez pas étonné que ce soit celle-là que je préfére.

Toutes ces théories sont absolument inutiles si l'on accepte d'une façon absolue la nouvelle manière de concevoir la suppuration de Ranvier. Alors il suffit de dire que l'irritation locale s'exerce directement sur les éléments du tissu en contact et les cellules, les clasmatocytes en particulier, directement irritées réagissent en entrant en prolifération. Nous sommes certes loin de nier l'exactitude de cette manière de voir car nous faisons jouer un grand rôle comme on le verra tout à l'heure aux cellules directement irritées par la substance nocive introduite dans les tissus. Mais si nous croyons que c'est là un élément important, nous croyons aussi à l'heure actuelle que tous ceux qui ont étudié la suppuration seront d'avis que la diapédèse joue un rôle sinon prépondérant, du moins non négligeable, dans la formation de la collection inflammatoire. Que la prolifération des clasmatocytes jouent un rôle c'est probable, c'est même certain quand on le voit affirmer par un observateur aussi habile et aussi consciencieux que Ranvier, mais lui-même a garde d'affirmer que c'est là la source unique des globules de pus.

A l'heure actuelle la diapédèse joue dans ces cas un rôle important dans le processus suppuratif. Il suffit d'examiner la paroi d'un abcès aigu et surtout d'un abcès dû à un irritant chimique pour voir que les globules blancs émigrés forment des manchons épais autour de tous les vaisseaux. Par quoi est-elle sollicitée ? et c'est ici que nos trois théories entrent en jeu.

La première est celle du *chimiotaxisme* d'abord émise par Pekelharing et Gabribchewstky, reprise par Massart et Bordet et surtout connue depuis que Metchnikoff l'a adoptée et pour ainsi dire faite sienne.

Tous ces auteurs ont remarqué qu'en introduisant dans les tissus une cellule de Hess ouverte à ses extrémités et remplie d'une culture de pyococques on voit bientôt la cellule se remplir à ses extrémités de leucocytes. Rien de semblable ne se passe quand la cellule renferme simplement du bouillon stérilisé ou de l'eau distillée. Ils en concluent que la culture microbienne exerce une véritable attraction directe sur les leucocytes, une action chimiotactique. Bouchard ne nie pas cette action, mais il admet qu'elle ne peut s'exercer qu'à faible distance, elle suffit pour expliquer la progression des leucocytes vers les microbes quand une fois ces deux éléments sont accumulés en un même point des tissus, mais comparer ce qui se passe dans la cellule de Hess, la présence de quelques leucocytes en un point restreint et ce qui arrive dans la suppuration c'est-à-dire cette accumulation formidable de leucocytes venant du sang et de la lymphe cela semble plus difficile à admettre. Une simple attraction chimique limitée en un point aussi peu étendu que peut l'être le trajet d'une simple piqûre d'aiguille peut-elle expliquer l'accumulation en ce lieu de leucocytes arrivant de tous les points de l'organisme ? Nous ne le pensons pas.

Mais il y a plus encore, si avant d'introduire la cellule de Hesse dans les tissus on injecte dans le sang, c'est-à-dire dans les veines en un point très éloigné de celui qui est choisi pour l'introduction de la cellule, deux ou trois gouttes d'une culture de prodigiosus ou d'un microbe pyogène, alors la cellule ne contient plus de leucocyte, la culture microbienne n'exerce plus son action chimiotactique.

Les auteurs ne voient pas encore là entrer en jeu une influence vitale, il s'agit toujours d'une pure attraction chimique, seulement comme les deux ou trois gouttes introduites dans le sang exercent une attraction dans les vaisseaux de dehors en dedans, l'attraction de dedans en dehors qui s'exerce au niveau de la cellule est contrebalancée et la diapédèse ne se produit pas parce que les globules blancs sont immobilisés, sollicités à la fois par deux forces contraires. Mais ce que les auteurs semblent avoir totalement oublié c'est que ces deux forces contraires ne sont pas égales, loin de là, et que s'il s'agit d'une pure attraction chimique les globules devront obéir à la force la plus forte c'est-à-dire sortir des vaisseaux. Car quelles sont ces deux forces ? d'une part deux gouttes diluées dans toute la masse du sang c'est-à-dire en chaque point de l'économie une dose de substance chimique infinitésimale, d'autre part quelques gouttes, parfois 1^{ccq3}, enfermées en un seul point des tissus dans une cellule sans aucune dilution ; eh bien l'action chimique, l'attraction si l'on veut, doit être cent fois plus forte en ce point, si cette manière de voir est vrai et les globules blancs doivent y affluer attirés par une force invincible. Tout cela ne se produit pas. Aussi la grande majorité des auteurs sans rejeter le chimiotaxisme, qui a grand tort de négliger complètement l'influence vitale de la cellule et de nous ramener aux chimiâtres, se contente de lui faire jouer un rôle relatif et ne lui rapporte pas le rôle important dans la provocation de la diapédèse.

La seconde théorie, celle de Bouchard et de ses élèves, est celle des *substances favorisantes*. Elle a le mérite de tenir compte du rôle important que joue l'organisme vivant et de reposer sur des faits démontrés, qui cadrent tous entre eux. Cette théorie que nous trouvons peu satisfaisante en ce qui concerne la suppuration, n'a pas d'ailleurs été conçue pour expliquer la pyogenèse, elle ne lui est qu'indirectement appliquée dans l'étude que le professeur Bouchard a faite de l'inflammation. Elle fait partie de la théorie sur l'immunité imaginée par Bouchard et dans bien des cas elle rend compte des phénomènes observés. Notre manière de voir se rapproche d'ailleurs assez de celle de Bouchard, nous considérons seulement un échelon de plus, du moins en ce qui concerne la suppuration, l'action microbienne n'agit pas directement mais par l'intermédiaire de la cellule, comme nous le verrons. D'ailleurs cette école a le grand mérite d'être moins exclusive et de laisser grande place à l'éclectisme, elle accepte volontiers le chimiotaxisme et la phagocytose, tout en faisant jouer un rôle prépondérant aux substances solubles à action sur les centres nerveux, et aux humeurs bactéricides ou au moins atténuantes. Bouchard et ses élèves ont démontré que les cultures microbiennes contiennent des substances solubles très diverses ou au moins à action physiologique très variable ; parmi ces substances il en est quelques-unes qui ont surtout une action sur les nerfs vaso-moteurs. Les unes facilitent ou favorisent la diapédèse, ce sont les substances ectasiques, les autres l'entravent ce sont les substances anectasiques. Les premières en favorisant la diapédèse amènent une réaction locale et empêchent ainsi l'infection générale, les autres par un mécanisme contraire favorisent l'infection. Cette action vasculaire consécutive à la production d'anectasine n'est pas le résultat d'une action vaso-motrice positive, d'une contraction des vaso-constricteurs elle est la conséquence d'une paralysie des vaso-dilatateurs, d'après les expériences de Charrin et Gley. L'ectasine au contraire agit d'après Arloing en excitant le centre vaso-dilatateur.

Cette théorie plus ou moins satisfaisante suivant les cas pour expliquer l'infection et l'immunité ne peut pas nous satisfaire quand il s'agit de la suppuration. En effet, les microbes qui provoquent le plus souvent la suppuration, ceux que l'on a appelés les pyogènes proprement dits, devraient dans leurs cultures produire en très grande quantité ou au moins en quantité prédominante des substances ectasiques. Or l'expérience démontre que si ces cultures contiennent bien à la fois des substances ectasiques et des substances anectasiques, l'action générale de la culture prise en bloc est anectasique.

Les expériences de Roger, de Charrin, de Gamaléïa démontrent qu'en injectant dans les veines des animaux quelques gouttes de culture stérilisée de microbe du pus, ou même de prodigiosus, on entrave l'action locale pyogène, d'une culture de pyococques injectée en même temps sous la peau et on favorise l'infection générale. De même par cette injection intraveineuse on supprime l'œdème inflammatoire qui se produit après introduction sous la peau et sur la peau de certaines substances chimiques en particulier d'huile de croton.

Enfin il est une action que cette théorie explique très mal et même ne peut pas expliquer du tout, c'est la différence d'action d'un même microbe chez l'animal neuf et chez l'animal vacciné.

Introduisez un même microbe sous la peau de deux animaux l'un neuf, l'autre vacciné, microbe par suite essentiellement pathogène pour cet animal, par exemple le bacillus anthracis pour le lapin. L'animal neuf ne présentera pas de suppuration locale mais il succombera à une infection générale, l'autre au contraire résistera plus ou moins complètement et sa résistance sera d'autant plus grande qu'il surviendra une lésion locale plus importante, œdème inflammatoire ou suppuration. Cependant chez ces deux animaux vous avez introduit la même substance chimique en même quantité, pourquoi est-elle ectasique chez l'un et anectasique chez l'autre, c'est que la réaction n'a pas été la même dans les deux cas de la part de l'animal recepteur. C'est une des considérations qui nous ont amené à formuler la théorie que nous avons appelée des *protéïdes défensives*. Voici en quoi elle consiste.

La culture microbienne contient des substances solubles à action variable, mais ces substances, l'expérience clinique et l'expérimentation nous l'apprennent, sont d'autant plus anectasiques, c'est-à-dire contrariant la diapédèse, que la culture est plus virulente. En d'autres termes une culture est d'autant plus virulente, est d'autant plus apte à créer une infection générale, qu'elle contient plus de substances entravant la diapédèse, qu'elle est plus portée à exclure les actions localisées. Il va sans dire que nous ne considérons ici que les microbes pathogènes ou plutôt les microbes à virulence au moins normale, les autres les saprogènes ou microbes à virulence atténuée ne nous occupent pas car ils ne causent dans l'organisme ni action locale, ni action générale, ils passent indifférents. Introduisez donc dans l'organisme un de ces microbes virulents en certaine quantité ; il emporte avec lui des substances solubles et en pullulant, il va en fabriquer d'autres, ces substances solubles sont entraînées dans le sang pour aller exercer leur action anectasique, mais en même temps les cellules situées au point de l'infection primitive sont impressionnées par le microbe, elles réagissent, elles prolifèrent mais elles subiseent aussi des changements, des perversions dans leur nutrition,et par suite dans leur fonctionnement. Cette perversion fonctionnelle, ce changement physiologique amène la cellule à fabriquer et à sécréter des substances nouvelles qui ne sont pas sans action physiologique et l'une de leurs actions principales est de veiller à la défense de l'économie, de produire des protéïdes défensives, qui, reprises par la circulation, vont par l'intermédiaire du système nerveux favoriser la diapédèse et par suite amèneront la lésion locale et retarderont ou empêcheront l'infection générale.

On voit donc qu'il y a lutte entre les substances anectasiques fabriquées par le microbe et les substances ectasiques élaborées par la cellule. L'infection générale comme la lésion locale surviendront ou non, suivant la prédominance de l'une ou l'autre de ces substance, prédominance en qualité ou en quantité. Voilà la théorie toute spéculative ; quels sont les faits sur lesquels elle s'appuie et qui m'ont permis par déduction d'arriver à la formuler ?

Outre l'étude des faits négatifs déjà cités et en particulier cette remarque que les cultures pyogènes ont une action anectasique très nette, notre manière de voir est surtout conforme avec ce qui se passe dans la vaccination. Après avoir cherché à expliquer l'immunité acquise par des théories plus ou moins chimiques. on est aujourd'hui forcé d'admettre une théorie purement cellulaire, basée sur la physiologie de la cellule, que l'on admette avec Metschnikoff que la vaccination renforce les phagocytes en augmentant leur quantité et leur qualité ou avec Berhing et Bouchard que sous l'influence d'une nouvelle direction fonctionnelle les cellules sécrétent des substances bactéricides ou au moins atténuantes; d'ailleurs il y a probablement intervention de ces deux causes dans le processus. Eh bien, parmi ces nouvelles fonctions de la cellule il en est une qu'il nous semble très logique d'admettre c'est celle qui consiste à favoriser la diapédèse et à amener une réaction locale, la preuve en est dans la suppuration survenant au point de l'infection chez le vacciné et faisant défaut chez le réceptif.

Introduisez une petite quantité de culture vivante de pyococques sous la peau, vous aurez une suppuration, parce que les cellules impressionnées ont produit leur protéïde défensive, mais introduisez en même temps dans le sang une goutte ou deux de culture pyogène stérilisée, plus de suppuration. Pourquoi? Parceque les substances anectasiques introduites dans le sang ont agi immédiatement et empêché la diapédèse avant que le temps normal se soit écoulé pour permettre aux cellules impressionnées localement de changer de fonction et de produire leur substance ectasique: Il en est encore de même quand vous introduisez dans les tissus en même temps que les pyococques une grande quantité de substances solubles fabriquées par eux, alors il n'y a pas de suppuration mais infection générale. Courmont a démontré que le staphylococcus pyogènes aureus fabrique une substance favorisant l'infection générale. Dans ce cas l'action locale ne survient pas, car les substances solubles anectasiques, introduites en grande quantité, ont été reprises par les veines et ont agi immédiatement sur les centres nerveux avant que la substance ectasique cellulaire ait eu le temps de se produire.

Nous n'insisterons pas davantage sur ces faits que nous avons déjà exposés en détail dans nos différents travaux sur la suppuration, mais nous rappellerons que cette production de substances cellulaires à action physiologique nouvelle n'est pas un fait isolé; elle a été mise en lumière par Gamaléïa, Lubarsch, Emmerich, Hankin, Kitasato, et surtout par Emmerich et

Fowitzky d'une part, G. et F. Klempecrer d'autre part, dans la pneumonie, Mironoff pour le streptocoque, Charrin pour la maladie pyocyanique (1).

Au moment où nous émettions ces idées, il y a 18 mois ou deux ans, nul ne semblait disposé à les admettre, il est vrai qu'alors on semblait repousser aussi les suppurations aseptiques dues à des substances chimiques, mais depuis lors la pathologie cellulaire a fait du chemin et chaque jour elle gagne du terrain.

Enfin une des raisons qui m'ont le plus excité à vous reparler de la suppuration, c'est que cette manière de comprendre le processus suppuratif vient de recevoir, ce me semble, une confirmation dans une communication de Courmont à la Société de biologie, j'y vois du moins pour ma part, toute une nouvelle manière de comprendre les maladies infectieuses, elles ne sont plus ce que l'organisme les fait, elles ne sont pas non plus ce que le microbe veut les faire, elles sont toutes entières dans la réaction suscitée par le microbe dans l'économie.

Il s'agit du tétanos, qui n'est pas à certains points de vue, sans rapport avec la suppuration, puisqu'à côté du tétanos microbien, il y a un tétanos expérimental d'origine purement chimique. On avait cru d'abord que le tétanos était tout entier dans le bacille de Nicolaïer, puis dans la substance soluble sécrétée par ce microbe, Courmont et Doyon (2) viennent de démontrer que la substance tétanisante ne réside ni dans le microbe, ni dans ses produits de sécrétion, c'est l'organisme atteint, c'est la cellule animale qui la produit. N'allez pas cependant croire que la doctrine microbienne s'effondre. Pas le

---

(1) Au moment même ou nous écrivions ces lignes, G. Sée (*Académie de médecine*, 9 Mai 1893) démontrait que la nucléine, produit d'origine cellulaire, amène une leucocytose importante, surtout chez les individus malades ; elle est cause, en outre, d'une poussée inflammatoire intense du côté de l'organe malade. Elle a permis de guérir des pleurésies très graves en 3 jours. Ces faits sont trop importants pour appuyer notre manière de voir pour que nous ne les signalions pas.

(2) Société de biologie, 11 Mars 1893.

moins du monde, car si l'organisme produit cette substance tétanisante, ce n'est pas à la suite d'une incitation banale quelconque, c'est en réagissant contre la toxine produite par le microbe de Nicolaïer. Pour les auteurs la toxine contenue dans les cultures filtrées n'est pas un toxique, mais un ferment, qui produit aux dépens de l'organisme la véritable substance tétanisante. Le tétanos devient ainsi une autointoxication par les produits de fermentation de nos tissus. Quelles sont les preuves qui appuyent cette manière de voir, c'est que la toxine tétanique n'est pas tétanisante à la façon de la strychnine, quelle que soit la dose injectée, même si elle est énorme, la maladie tétanique ne survient jamais sans incubation, donc la substance tétanisante n'est pas préformée dans les cultures. Elle existe au contraire dans les humeurs des tétaniques, dans le sang, dans le suc musculaire, et parfois dans l'urine. L'urine, le suc musculaire injectés, le sang transfusé d'un animal tétanique à un animal sain donnent le tétanos sans incubation. Cette substance résiste à l'ébullition, tandis que les produits bacillaires deviennent inactifs après un chauffage à plus de 65°. La grenouille est réfractaire en hiver, tétanisable en été, sans doute parce qu'il faut une température favorable pour que cette fermentation se produise.

Charrin a fait suivre cette communication de réflexions que nous reproduisons ici, car elles expriment la façon d'interpréter les choses pour tous ceux qui réfléchissent sans parti pris. et ici nous citons le compte-rendu :

« M. Courmont apporte la preuve que l'organisme crée des » substances toxiques, morbifiques, sous l'influence du passage » des bactéries ou de leurs sécrétions. De cette notion il est » permis de rapprocher cette autre donnée, à savoir que l'écono» mie produit des matières dites germicides par un mécanisme » analogue, au moins à certains égards. On injecte les toxines : » l'immunité ne s'établit pas immédiatement, au contraire, » l'animal paraît prédisposé à l'infection, ces toxines s'éli» minent et, à mesure, se développe l'état réfractaire. Les

» principes nouveaux du sérum, principes, je le répète, dits » microbicides, sont bien l'œuvre de l'organisme réagissant » en présence des agents pathogènes ou de leurs sécrétions. » Si on avait, comme quelques-uns l'ont cru au début, simple- » ment, directement, introduit un élément protecteur, c'est à » l'instant où cet élément existe, à l'instant où il est présent » au maximum qu'il devrait intervenir, et non quand il » s'échappe, quand il est absent. En outre, si on chauffe à 70° » ou à 80°, les humeurs, leurs propriétés protectrices s'éva- » nouissent ; or, les cultures stérilisées par la chaleur, à 110°- » 120°, sont capables de vacciner, cela suffit à prouver que » cette substance a été engendrée dans l'organisme et par l'or- » ganisme; le bacille n'étant pas lui-même nécessaire.

» Toutefois pour les éléments toxiques, cette démonstration » faisait défaut. Les expériences très intéressantes de » MM. Courmont et Doyon réalisent un vrai progrès. »

Et M. Dastre ajoutait : « La communication de MM. Cour- » mont et Doyon est en effet très importante. Je crois toutefois » que les microbiologistes doivent renoncer au nom de dias- » tase appliqué à des agents qui diffèrent profondément des » diastases hydrolitiques connues. Ce sont des modificateurs » de la vie cellulaire, qui vont dévier la nutrition normale. »

Je termine sur ce mot qui est celui que je prononçais il y a 18 mois en parlant des substances pyogènes et j'espère pouvoir apporter bientôt des preuves expérimentales de ma manière de voir, que le temps et les moyens mis à ma disposition m'ont seuls empêché de produire jusqu'à présent.

Voilà donc comment se produit l'accumulation de leucocytes en un point ; comment dégénèrent-ils, comment meurent-ils ? Ici je serai très bref, les faits semblent admis par tous. D'abord ce grand nombre d'éléments tassés sur un point se nourrit difficilement, quelques-uns meurent d'inanition, d'autres d'asphyxie Mais c'est le petit nombre, la plupart succombent à une mort plus violente.

Les cellules rencontrent les microbes et par suite des faits si bien observés et si bien décrits par Metschnikoff, entrent en lutte avec eux, elles les englobent, cherchent à les détruire, à les digérer suivant une expression pittoresque qui leur a valu leur nom de phagocyte. La phagocytose est trop connue aujourd'hui, trop généralement admise pour que j'entre dans quelques détails. S'il y a peu de microbes ou si les microbes sont peu virulents, les phagocytes triomphent complètement, détruisent tous les microbes, restent vivants ; ils peuvent ensuite, leur action terminée, rentrer dans la circulation. Si quelques-uns viennent à succomber dans cette lutte, s'ils sont en petit nombre, les cellules macrophages les enlèvent et le champ de bataille reste net. Dans ces cas, il y a œdème inflammatoire, mais tout se termine par résolution sans suppuration. Si au contraire les cellules succombent en grand nombre, quelle que soit d'ailleurs l'issue de la lutte, elles peuvent finir par vaincre, après avoir laissé un grand nombre des leurs sur le terrain, alors il y a accumulation de cellules mortes, il y a une collection purulente, c'est le caput mortuum des anciens.

Voilà donc tout le mécanisme de la suppuration, il faut pour la produire que le microbe fabrique une substance chimique ayant une action nocive sur la cellule, action qui tantôt pervertira sa nutrition et son fonctionnement et tantôt la tuera.

En deux mots, je veux vous faire toucher du doigt, que les substances pyogènes aseptiques agissent par un mécanisme analogue.

J'ai déjà dit que la cellule microbienne et la cellule animale présentaient de grandes analogies dans leur fonctionnement. Les microbes fabriquent des substances qui nuisent à la vie cellulaire mais qui ne sont pas par suite inoffensives pour eux-mêmes, et dans un milieu trop encombré de sa propre toxine un microbe ne peut plus vivre, il succombe à une autointoxication.

Donc, les substances qui nuisent à la vie cellulaire nuisent aussi à la vie microbienne à un degré moindre, il est vrai ; la réciproque est vraie aussi ; les substances qui nuisent à la vie microbienne au premier chef, et j'ai nommé les antiseptiques, doivent aussi nuire à la vie cellulaire à différents degrés. Il y a donc jusqu'à un certain point quelque ressemblance dans certaines propriétés des toxines microbiennes et des antiseptiques. Or les substances pyogènes aseptiques, étudiées jusqu'aujourd'hui du moins, sont toutes antiseptiques à un degré assez élevé ; la térébenthine, le mercure et ses sels, le nitrate d'argent, la créoline, etc. Il me suffira de vous dire, et je n'insisterai pas, que ces antiseptiques troublent le fonctionnement cellulaire, pervertissant la fonction comme les toxines, puis les phagocytes arrivent et cherchent à s'emparer aussi de ces assaillants, Ranvier l'a observé comme moi; il y a une véritable phagocytose et la substance chimique introduite dans le phagocyte peut le tuer. Voilà le mécanisme des suppurations aseptiques. Mais on comprend très bien, que si, sous l'influence de l'action de la substance pyogène aseptique, il se produit une substance ectasique, la diapédèse sera favorisée non seulement en ce point, mais dans tous les points de l'économie où il y a irritation, et où elle est sollicitée plus ou moins. Elle pourra par suite augmenter secondairement dans des foyers microbiens où elle n'existait que légèrement, peut-être faut-il rechercher là l'explication de certains succès obtenus par la méthode de Fochier, mais ce n'est pas le moment de discuter à fond cette question toute intéressante qu'elle soit.

V.

J'en arrive enfin, après bien des détours peut-être, au point intéressant le praticien, au rôle que joue la suppuration en clinique, à la place qu'il faut lui donner dans la nosographie.

Trop longtemps, à mon avis, on a fait de la suppuration une maladie spéciale, ayant une place à part dans la pathologie : pour moi, je crois qu'elle n'est qu'un symptôme ou épiphénomène pouvant survenir dans toutes les maladies microbiennes, et présentant simplement son maximum de fréquence à la suite des infections par certains microbes, que l'on a appelés longtemps les microbes pyogènes, elle n'est pas plus spécifique et a un caractère aussi général que la fièvre.

Elle n'est d'ailleurs pas spécifique, il n'y a plus aujourd'hui de microbes exclusivement pyogènes, il y a seulement quelques microbes faisant du pus plus souvent que d'autres.

Mais s'ils ne sont pas spécifiques, ils peuvent causer autre chose, ils peuvent amener la septicémie et c'est là la véritable maladie, l'infection générale. Si souvent tout se borne à un phlegmon, à un abcès local, c'est que ces microbes sont souvent atténués et qu'alors ils n'arrivent pas à créer l'infection générale avant que la réaction locale les ait arrêtés sur place. Cependant récemment encore, un anglais Shattock soutenait que la suppuration est aussi spécifique de sa nature que la tuberculose ou la syphilis, il est vrai qu'il en est encore à nier la possibilité de créer une suppuration par l'injection dans les tissus d'une substance irritante aseptique, et comparant dès lors la suppuration à la tuberculose, il conduit très loin le parallèle sans chercher à démontrer sur quoi s'appuie cette opinion. Il propose d'abandonner des expressions surannées et pour lui la pyohémie devient la pyose généralisée, l'abcès, la pyose localisée, le ganglion suppuré, la pyose ganglionnaire, comme il y a la tuberculose généralisée, localisée, ganglionnaire.

Ce serait, à notre avis, une erreur absolue de voir dans la pyose, quelle que soit sa forme, une maladie propre, spécifique. En effet, qu'y a-t-il de spécifique, de caractéristique dans la suppuration. Ce n'est pas sa cause, tous les microbes sont plus ou moins pyogènes et il y a aussi des suppurations indépendantes des microorganismes.

Mais si la suppuration n'est qu'un épiphénomène, un symptôme qui peut survenir dans les maladies les plus diverses et même dans presque toutes les maladies infectieuses, quelle est sa signification ?

Nous croyons qu'il faut attribuer à la suppuration la même valeur que l'on peut attribuer à toutes les lésions locales d'origine inflammatoire. Quand il survient des lésions locales, la maladie s'amende, elle est moins grave ; la suppuration est, dirons-nous de plus, une tentative plus ou moins heureuse de résistance de la part de l'organisme vis-à-vis du germe infectant. Aujourd'hui on en vient fatalement à cette notion, qu'aucun microbe n'est spécifique dans la force du terme. Souvent le microbe crée un état morbide spécial, distinct pour chaque organisme et surtout distinct par la lésion locale. C'est là le modus agendi ordinaire, le plus commun, c'est l'état que j'appellerai volontiers la réaction suscitée par le microbe doué de sa virulence normale, type, c'est l'ostéomyélite ou le furoncle pour les staphylocoques pyogènes, le phlegmon et l'érésypèle pour le streptococque, la phthisie pour le bacille de Koch, la pneumonie pour le microbe de Talamon, la dothienenterie pour le bacille d'Eberth, etc., etc. Mais ce n'est pas la seule maladie causée par ces microbes, à côté de cette maladie type, suscitée le plus fréquemment par chacun d'eux, il y a une autre infection plus grave, plus rapide, que peut créer le bacille doué d'une virulence extrême, ou le bacille à virulence normale agissant sur un organisme affaibli, incapable de résister. Or cette infection plus grave, elle est la même, à peu de chose près, pour tous ces microbes et ne se manifeste que par les symptômes et même les lésions anatomiques communes à toutes les infections. Le clinicien ne saura pas dire à quelle maladie il a affaire, car dans tous les cas il y a fièvre, adynamie, troubles nerveux, et du côté des organes, des troubles fonctionnels variables mais jamais caractéristiques, le diagnostic restera en suspens, un seul nom pouvant être donné à l'infection : c'est une intoxication microbienne, c'est une septicémie. A l'autopsie, l'anatomo-pathologiste restera dans la même incertitude, il affirmera que tous les viscères sont atteints des dégénérescences communes à toutes les grandes pyrexies, il dira congestion pulmonaire, foie infectieux, rate infectieuse, etc., et ce sera tout, le médecin comme l'anatomo-pathologiste ne pourront aller plus loin sans le secours de la bactériologie. Et dans ce cas, je n'ai pas la prétention de dire qu'elle serait d'un grand secours, car si elle peut nous renseigner au point de vue scientifique, que peut-elle nous apprendre par rapport à la thérapeutique Ces grandes pyrexies présentent les mêmes symptômes cliniques. aboutissent aux mêmes lésions anatomiques, qui peut dire dans ce cas que chacune d'elles peut se trouver bien d'un traitement spécifique et que les mêmes moyens curatifs ne sont pas applicables à toutes. Ce n'est pas une pure conception de l'esprit, car tout le monde connaît aujourd'hui ces septicémies rapides staphylococciennes, streptococciennes, pneumococciques, tuberculeuses, typhiques, etc. Tout le monde sait que ces formes septicémiques sont très graves pour ne pas dire toujours mortelles, au contraire les infections à foyers nettement localisées, causées par chacun de ces microbes, sont toujours moins graves, curables le plus souvent, parfois bénignes, si toutefois on excepte la tuberculose et encore ici la tuberculose localisée est bien moins grave comme pronostic que la granulie et si le plus souvent elle ne s'attaquait pas à des organes aussi nobles que le cerveau le poumon ou le péritoine, elle serait compatible avec la vie, elle serait même curable, témoins le lupus, l'arthrite fongueuse, la coxalgie, la tuberculose ganglionnaire. Ce qui fait la gravité ici, ce n'est plus le microbe, ce n'est plus le germe infectieux. c'est l'importance de l'organe touché. Est-ce donc que la lésion locale modifie l'infection ? Peut-être, mais en tous cas elle indique nettement que l'organisme essaie de réagir et que peut-être il arrivera à vaincre l'infection. C'est ce que je veux démontrer pour la suppuration.

D'abord il y a une première erreur qui est enracinée dans l'esprit des médecins et qui doit disparaître. C'est cette idée que les microbes sont pyocoles, qu'ils aiment le pus, qu'ils viennent volontiers y vivre, enfin qu'ils ne fabriquent du pus que parce que ce milieu est favorable à leur développement. C'est une erreur complète, cela a été démontré expérimentalement et de plus cela est contraire à l'observation clinique. Qu'il y ait quelques exceptions, c'est possible, que quelques microbes de putréfaction envahissent facilement les abcès voisins du tube digestif, c'est une hypothèse que l'on peut défendre, mais encore là on commence à voir plus clair. On trouvait anciennement que les collections para-intestinales étaient fétides, on examinait ce pus et on n'y trouvait pas les microbes ordinaires du pus. Comme on admettait qu'il n'y avait pas de suppuration possible en dehors de l'action de quelques microbes bien définis, il fallait bien admettre que leur absence n'était que factice, ils avaient existé dans la collection, ils avaient créé la suppuration, puis l'abcès étant envahi par les pyocoles, ceux-ci avaient chassé ou tué ceux-là, et au moment de l'examen on ne trouvait plus que les pyocoles parce que les pyogènes avaient disparu. Aujourd'hui on connaît mieux les choses et la pathogénie de ces abcès fétides est singulièrement éclaircie ; on sait très bien que le même microbe, en particulier le bacillus coli, peut facilement causer à la fois la suppuration et la fétidité.

Mais le pus n'est pas un bon milieu pour les microbes pyogènes eux-mêmes, ainsi Grawitz a démontré que si l'on verse une assez grande quantité de pyococques dans un tube contenant un pus aseptique provenant d'un abcès expérimental ou d'un abcès spontané (abcès dit déshabité), dans les deux cas non seulement les microbes ne se multiplient pas, mais ils meurent rapidement. L'observation clinique est d'ailleurs ici d'accord avec l'expérimentation et nous savons que chaque fois qu'un abcès contient un exsudat présentant les caractères d'un pus ancien, le pus est amicrobien, on a coutume de dire qu'il est déshabité.

Mais non seulement les microbes n'aiment pas le pus, non seulement ils ne le créent pas, mais encore ils le subissent ; son contact leur est le plus souvent funeste.

Il faut d'abord admettre que tous les microbes sont pyogènes c'est-à-dire que leur présence dans les tissus provoque la formation d'un abcès, mais il faut pour cela qu'ils soient virulents et qu'ils présentent un degré de virulence modérée, ni excessive, ni trop faible, on pourrait probablement amener artificiellement tous les microbes à ce degré de virulence spéciale. D'ailleurs les anciens connaissaient bien les abcès critiques qui surviennent dans la convalescence des différentes maladies infectieuses. Quelle est leur signification ? D'abord on sait aujourd'hui que presque toujours le pus de ces abcès contient, à l'état de pureté, le microbe même qui a causé la maladie générale. Or, pourquoi la présence de ce microbe dans le tissu cellulaire provoque-t-elle un abcès à ce moment précis? Peut-on dire que pour la première fois le microbe s'est trouvé en contact avec ce tissu ? Évidemment non, surtout pour les maladies infectieuses générales, l'organisme a été inondé pendant plusieurs semaines par les microbes et par leurs produits et il n'a pas fait de pus, c'est au moment précis où les microbes disparaissent, sont en petit nombre, que le pus apparaît. C'est que pendant toute la période d'acuité de la maladie, les microbes présents dans les tissus possédaient une grande virulence, ils diffusaient partout sans se fixer nulle part et le tissu cellulaire ne pouvait pas réagir. Mais au moment de la convalescence les microbes sont atténués, l'organisme les a vaincus et les retardataires ne sont plus assez virulents pour combattre victorieusement les efforts que fait le tissu cellulaire pour réagir, il réussit à englober ses microbes dans une armée de phagocytes qu'il appelle à son secours.

Un bel exemple de cette virulence moyenne que doit posséder le microbe pour faire suppurer les tissus, nous est fourni par l'histoire du bacille d'Escherich.

Prenez dans l'intestin ou dans les selles d'un enfant diarrhéique, une trace de matière que vous ensemencez, vous aurez une culture peut être pure du bacille du colon ; en tout cas il vous sera facile de l'isoler de là en culture pure. Cette culture est très virulente, à la dose de 1ccq3 de culture dans le bouillon injectée sous la peau, les lapins succombent en 24 heures à la septicémie.

Prenez maintenant une autre culture de bacille du colon

obtenue par ensemencement de pus d'un urinaire, par exemple, vous aurez une culture pathogène mais moins virulente. Injectée sous la peau du lapin à la même dose, elle ne le tue plus, elle lui donne simplement un abcès. Enfin prenez une culture de bacille du colon retiré des selles d'un enfant bien portant et injectez-la à la même dose chez le lapin, elle est inoffensive absolument. Cette expérience nous montre qu'un même microbe peut être inoffensif, c'est le coli normal, doué d'une virulence modérée, c'est le coli pyogène, doué d'une virulence extrême, c'est le coli des diarrhées infectieuses. Eh bien, ni le bacille atténué, ni le bacille à virulence exaltée, ne sont pyogènes, c'est le bacille à virulence moyenne, modérée, si vous voulez, qui provoque la suppuration. Le bacille atténué ne lèse pas suffisamment les tissus, le bacille à virulence renforcée surmonte trop aisément la résistance locale, le bacille à virulence modérée irrite les tissus, mais ne les réduit pas à l'impuissance assez rapidement pour qu'ils ne réagissent dans le but de résister à l'infection générale, de localiser l'action nocive. Cette résistance se traduit précisément par une suppuration.

La bactériologie est pleine de ces exemples, c'est le bacille du charbon qui peut aussi passer par tous ses degrés de virulence, et il est aussi un stade où il n'est plus assez fort pour envahir l'économie, mais cependant il n'est pas encore assez atténué pour être inoffensif, à ce stade il cause une lésion locale.

Il y a plus encore, le bacille du charbon est très pathogène pour le lapin, à la moindre dose en injection sous-cutanée, il lui donne la septicémie charbonneuse. Mais si, en même temps, que le microbe virulent, vous injectez des microbes pyogènes, toute la maladie se borne à une lésion locale, à une suppuration, et les bacilles du charbon restent fixés dans la suppuration.

Ainsi donc, la suppuration est non seulement un indice de résistance de la part de l'organisme, mais quand elle survient elle atténue l'infection, elle la localise.

Ces faits ne sont pas difficiles à interpréter ; la suppuration, l'œdème inflammatoire amène une exsudation dans les tissus, un amoncellement de leucocytes. Ces deux causes concourent à limiter l'infection, à arrêter les microbes, à les vaincre sur place. Les humeurs exsudées possèdent, en effet, des propriétés plus ou moins bactéricides, plus ou moins atténuantes, elles agissent sur le microbe, elles nuisent à son action, elles amoindrissent sa virulence. De plus, cette accumulation de leucocytes équivaut à une véritable mobilisation des phagocytes et vous concevez facilement comment cette innombrable armée arrête l'envahisseur, tue le microbe ou au moins l'atténue. C'est d'ailleurs ce que l'on observe tous les jours dans les infections par le bacille du colon. Ce microbe inoffensif dans l'intestin prend une virulence extrême quand il envahit les tissus et il peut tuer en quelques heures, témoins les cas foudroyants de choléra nostras, le bacille retiré des organes est alors très virulent. Au contraire que dans son invasion, le microbe rencontre un point de résistance, il s'y fixe, il y cause une suppuration parfois curable, toujours à évolution lente, témoins les cystites, les suppurations ascendantes des urinaires, certaines angines, pleurésies, angiocholites, même les simples abcès de la marge de l'anus.

Ce microbe vient de l'intestin comme le premier, il a la même virulence initiale, mais le premier a exalté sa virulence en se répandant partout, le second a rencontré une résistance et cette résistance l'a atténué et partiellement vaincu. Désormais sa virulence est moindre, elle est fixée, ce n'est plus le coli septique, c'est le coli pyogène.

Que conclure de ce long paragraphe? Que la suppuration est un indice de réaction de la part de l'organisme, qu'elle est souvent un symptôme favorable, cela me paraît évident.

Il ne faudrait pas croire que je veuille soutenir ce paradoxe que la suppuration est une chose favorable à l'individu, ce serait une hérésie scientifique, car souvent qui dit suppuration dit infection. Ce que je veux dire, c'est que l'organisme étant infecté par un microbe virulent pour lui, c'est-à-dire par un microbe suffisamment fort pour lui causer un dommage, dans ce cas la réaction locale est une bonne chose. De deux septicémies causées par le même microbe, je crois que celle qui s'accompagne d'une lésion locale, d'une suppuration, est moins grave que celle où cet indice de réaction fait défaut, à condition toutefois que la suppuration n'envahisse pas d'emblée tout un organe essentiel à la vie. Sans doute, il est parfois difficile de donner à la maladie un indice de gravité nettement défini, car la réaction locale ne suffit pas pour empêcher la terminaison fatale et les deux septicémies à lésion locale ou sans lésion locale peuvent se terminer toutes deux par la mort; mais alors encore la première prendra le plus souvent une marche plus chronique que l'autre ; l'organisme, en résumé, se défendra plus longtemps, avant de succomber si malgré tout il doit être vaincu. C'est d'ailleurs sur des considérations de ce genre que Fochier avait fondé son mode de traitement des infections ; si le mode de traitement est loin de donner ce que l'on en attendait, il n'en est pas moins vrai de dire que le point de départ théorique repose sur l'observation exacte de la maladie.

CHOLÉRA NOSTRAS

ET

BACILLE DU COLON

A propos d'un cas de choléra que j'ai eu l'occasion d'étudier, j'ai cru utile, Messieurs, d'appeler votre attention sur l'origine, aujourd'hui si controversée, de cette maladie et de toutes les affections cholériformes.

De tout temps on a admis l'existence de deux variétés bien distinctes de choléra : le choléra sporadique ou nostras et le choléra épidémique ou indien, mais, avant les recherches bactériologiques, la distinction était bien difficile à faire. On donnait le nom de choléra nostras aux cas isolés, aux cas bénins surtout, et on réservait le nom de choléra indien pour ceux qui étaient observés dans les épidémies meurtrières. La distinction, très subtile, n'était probablement pas exacte, car il me semble qu'il serait téméraire de confondre les termes nostras et sporadique de même que ceux indien et épidémique. D'une part il n'est nullement démontré que le choléra indien ne peut pas se présenter en dehors des épidémies et quelques cas isolés peuvent très bien exister comme il existe des cas isolés de toutes les affections microbiennes. D'autre part, il est encore moins démontré, c'est même le contraire qui est certain, que le choléra nostras ne peut pas procéder par poussées épidémiques tout comme la fièvre typhoïde.

La bactériologie a d'abord cru élucider ce point : que le choléra indien, épidémique est dû au bacille virgule, au kommabacillen de Koch et, aujourd'hui encore, malgré quelques incertitudes sur l'origine de ce bacille et sur sa parenté avec d'autres microbes, la majorité des auteurs semblent bien d'accord sur ce point. Mais à côté de ces cas de choléra indien, il en existe d'autres, cliniquement identiques, mais plus souvent isolés, souvent moins meurtriers, où l'on ne trouve pas de bacille virgule dans les selles, c'est pour ceux-là que l'on a réservé le nom de choléra nostras Quel est le microbe qui vient alors se substituer au bacille virgule et jouer dans l'économie un rôle, sinon identique, au moins très rapproché par les symptômes cliniques dont il amène l'éclosion ?

On a longtemps hésité; on a rapporté ces cas à des bacilles très voisins du bacille virgule, au spirille de Finkler et Prior en particulier, puis à la plupart des microbes habitant l'intestin, les eaux impures; enfin on a fini par s'entendre à peu près et par rapporter les cas de choléra nostras au bacille du colon, de même que tous les cas de diarrhées épidémiques, en particulier le choléra infantile.

Voici brièvement rapporté un fait de plus à l'appui de cette manière de voir :

Pendant l'été dernier, M. le Professeur Augier fut appelé à donner ses soins à un homme robuste d'une cinquantaine d'années. Cet homme, indisposé assez subitement, présentait tous les signes du choléra : algidité, crampes, vomissements, extinction de la voix, selles riziformes. Les selles étaient complètement décolorées, blanches, liquides, tenant en suspension des flocons d'un blanc mat rappelant assez bien les grains de riz. Les symptômes s'amendèrent assez rapidement et une dizaine de jours plus tard l'individu était considéré comme guéri.

Une de ces selles riziformes, complètement décolorée, rendue pendant la période d'état, fut apportée au laboratoire et c'est sur ces matériaux que nous fîmes nos recherches.

D'après Van Ermengen, qui a étudié de près cette question, c'est dans les selles ayant cette apparence et à cette période d'état de la maladie que l'on trouve surtout les bacilles virgules. Nous ne pûmes en trouver trace dans le cas présent et voici ce que nous avons constaté.

Selles. — Examen microscopique sur lamelles. — Par la méthode de Gram, on ne parvient pas à colorer de microbes ; la méthode de Zielh, au contraire, donne des images assez nettes, mais c'est surtout par la coloration au violet de gentiane et la décoloration rapide à l'alcool, sans passer par la solution de Lugol, que l'on obtient les meilleures préparations.

Sur des lamelles ainsi traitées et examinées à un grossissement relativement faible, (Leitz ocul. 2 obj. 7) on semble n'apercevoir que des microbes en forme de cocque, mais à un grossissement plus fort (Leitz ocul. 2 obj. 1/16e à imm. homog.) on voit que l'on a affaire à de courts bacilles. La plupart sont très courts, ayant à peine 2 μ de longueur sur 0 μ 8 à 1 μ d'épaisseur, assez souvent ils sont légèrement rétrécis, comme étranglés vers le centre, parfois disposés à deux, bout à bout en diplobacilles. Ces courts bacilles sont de beaucoup les formes prédominantes, ce sont presque les formes exclusives, cependant cà et là on rencontre quelques bacilles de 4 à 5 μ., assez larges, mais ils sont peu nombreux et toujours droits et rigides, jamais ondulés, spiralés ou recourbés, en un mot jamais de bacilles en virgules.

Culture sur gélatine en plaques.

Macroscopiquement toutes les colonies ont le même aspect et ne diffèrent que par leur volume plus ou moins considérable. Elles sont petites, arrondies, légèrement saillantes, d'une couleur blanc grisâtre, ne liquéfiant jamais la gélatine. Elles ont en moyenne le volume d'une tête d'épingle, quelques-unes, très rares atteignent jusqu'à 3 millimètres de diamètre, mais le plus grand nombre a à peine 1/2 millimètre.

Au microscope, à faible grossissement, (Leitz ocul. 2 obj. 3), ces colonies ont toutes le même aspect, elles sont de couleur gris-jaunâtre, formés de deux couches concentriques, les petites, c'est-à-dire les plus jeunes, ont un centre opaque, finement granuleux et une zône périphérique transparente, hyaline ; les plus volumineuses ou les plus âgées ont un centre granuleux, opaque, les granulations sont parfois disposées régulièrement en lignes radiées et donnent l'aspect d'une étoile; la couche concentrique, assez épaisse, est au contraire formée de fines granulations disposées en une couche homogène, souvent plus pâle que le centre, en tout cas d'aspect nettement différencié. Parfois il y a aussi 3 ou 4 couches concentriques, d'aspect alternativement pâle et foncé.

Un grand nombre de ces colonies ont été repiquées dans des tubes d'agar, de gélatine et de bouillon. Les selles avaient été aussi ensemencées directement en raie sur agar et sur gélatine. Toutes ces cultures ont présenté les mêmes caractères, elles sont d'abord peuplées par des bacilles de longueur variable, mais le plus souvent courts, toujours rectilignes, jamais ondulés, ni recourbés. Ces bacilles se colorent bien par différentes méthodes mais ne prennent pas le Gram ; ils sont nettement mobiles.

Le bouillon ensemencé mis à 37° se trouble rapidement, puis il se dépose au fond un sédiment blanchâtre, abondant sans que le bouillon redevienne transparent.

Sur agar et sur gélatine plus ou moins vite, suivant la température, mais toujours très rapidement, il se forme une raie blanche, régulière, transparente, hyaline, ne s'étendant pas à toute la surface. Dans les cultures par piqûre, il se forme souvent dans la profondeur des bulles de gaz, il s'en forme toujours quand le milieu est sucré. Jamais la gélatine n'est liquéfiée.

Il est facile de se convaincre en étudiant ces caractères que nous n'avons pas trouvé trace de bacilles virgules, mais que nous avons eu affaire au bacillus coli en culture pure ; il n'y a guère que les microbes anaérobies qui auraient pu nous échapper.

Or, en quoi notre cas diffère-t-il des cas de choléra vrai ou asiatique? Nous ne voyons guère que deux points en dehors du diagnostic bactériologique : il est resté isolé, il s'est terminé par la guérison. La guérison n'est pas une preuve convaincante, car notre malade était robuste et a pu supporter une maladie infectieuse qui aurait tué un homme moins fort. De plus la mort n'est pas la terminaison fatale du choléra asiatique et certes, on peut dire avec assez de raison, que le choléra asiatique sporadique, c'est-à-dire à l'état de cas isolé, si toutefois il existe, ce que l'on n'a pas cherché même à démontrer, doit être plus bénin que le choléra asiatique épidémique. En effet, il est de connaissance vulgaire que toutes les maladies infectieuses sont, en général, moins meurtrières quand elles éclatent à l'état de cas isolés que lorsqu'elles sévissent à l'état épidémique. Ces faits sont connus de tous les médecins qui ont cru devoir expliquer cette gravité particulière par un mot qui masque mal notre ignorance, le génie épidémique. Il n'a pas été fait, jusqu'à présent, de recherches satisfaisantes sur ce point, mais il ne serait pas illogique de penser qu'il y a plutôt là quelque chose d'analogue à ce que nous observons chaque jour dans l'expérimentation chez les animaux. La virulence d'un microbe pour une espèce animale augmente par le passage successif de ce microbe dans plusieurs animaux de la même espèce. Il en pourrait être de même chez l'homme, le microbe verrait sa virulence s'accroître en passant successivement chez plusieurs individus, ainsi s'expliquerait le génie épidémique.

Ne pourrait-on pas dire qu'il y a ici quelque chose d'analogue à ce qui se passe pour la tuberculose? Longtemps on a cru que la tuberculose aviaire et la tuberculose des mammifères étaient de nature différente, et que l'une d'elles n'était pas inoculable aux animaux de l'autre série. On sait aujourd'hui le contraire, grâce surtout aux expériences de Courmont, rapportées par Arloing dans ses leçons sur la tuberculose. Ces deux tuberculoses ne sont pas de nature différente, mais le bacille habitué à un milieu croît difficilement dans un autre. Ainsi le bacille de la tuberculose ayant contracté une assuétude pour le milieu aviaire se développe difficilement chez les mammifères, mais il suffit de le cultiver en série, de le soustraire pendant longtemps à l'influence aviaire pour obtenir des cultures qui tuberculisent facilement les mammifères, et il semblerait même que si jamais on ne peut tuberculiser un mammifère en lui inoculant des matières virulentes prises directement chez un oiseau, au contraire on y arrive facilement quand ces matières virulentes ont été cultivées pendant plusieurs mois et même des années.

Il semblerait donc qu'il peut se passer quelque chose d'analogue pour les affections intestinales chez l'homme. Le bacille habitué à vivre dans le milieu extérieur en particulier dans l'eau ne pourrait plus s'implanter aussi facilement chez l'homme, il lui faudrait pour cela des circonstances favorables particulières, au contraire, une fois cette invasion de l'organisme accomplie, le bacille, en se multipliant dans le corps humain, redevient plus virulent, c'est-à-dire acquiert des propriétés nouvelles, qui lui permettent de prospérer plus facilement chez nous, dans notre organisme, il perd, en un mot, son assuétude pour les matières inorganisées. Je sais bien, et nous y viendrons tout à l'heure, que la théorie de l'origine hydrique et même alimentaire des maladies infectieuses de l'intestin perd chaque jour du terrain, mais l'explication est aussi probante pour ceux qui admettent que nous portons dans notre intestin le germe de ces maladies. Pour ceux-là, les microbes vivent inoffensifs dans les matières intestinales, ils ne deviennent nocifs que le jour où franchissant la barrière cellulaire, ils réussissent à s'implanter dans les tissus, et c'est ce jour précisément qu'ils deviennent virulents, peut-être parce que perdant leur assuétude à vivre dans les matières excrémentitielles, ils s'habituent à prospérer dans nos tissus. Ils sont devenus nocifs par occasion, par suite d'une circonstance fortuite ; ils demeurent ensuite systématiquement nocifs.

Ces considérations nous amènent à discuter la seconde circonstance observée dans notre cas, la non contagion. Ce n'est pas encore une différence absolue avec le choléra asiatique, car nul n'oserait affirmer d'une part que le choléra asiatique à bacille virgule ne peut jamais se produire sous forme de cas isolé. et chacun sait d'autre part que les affections cholériformes dues au bacille d'Escherich peuvent être contagieuses, peuvent se développer sous forme d'épidémie. Le cas a pu être isolé par pure circonstance fortuite, des individus ont vécu dans un milieu empoisonné sans s'intoxiquer : ou bien parce que le bacille n'était pas très virulent, parce qu'il n'avait pas encore acquis cette assuétude pour le corps humain qui peut être un de ses facteurs de virulence.

En résumé, nous ne voyons rien dans ce cas, comme dans la plupart des cas de choléra, qui puisse permettre au clinicien de distinguer sûrement les deux formes de choléra nostras et de choléra asiatique. Koch (1), lui-même, dans une de ses dernières communications reconnaît que « le diagnostic ne » peut pas être établi uniquement sur les symptômes cliniques » qui offrent souvent une grande similitude avec ceux du » choléra nostras, du choléra infantile, de quelques formes de » péritonite, de l'intoxication par l'arsenic et par divers poisons » organiques. Seul le caractère infectieux de la maladie et sa » mortalité élevée peuvent indiquer qu'il s'agit, dans ces cas, » du véritable choléra asiatique. » Et plus loin nous relevons une contradiction quand il dit que le bacille virgule peut exister dans les cas les plus légers, même « *singulièrement légers*. »

Existe-t-il un signe bactériologique certain? Longtemps on l'a cru, les cas de choléra asiatique étaient toujours accompagnés de la présence de bacilles virgules, ils étaient plus meurtriers, à pronostic plus sombre, que les cas de choléra nostras dus à différents microbes et en particulier le plus souvent aux bacilles du colon et aux spiriles de Finkler et Prior.

Mais aujourd'hui survient la réaction; on tend à admettre que le syndrôme clinique du choléra, sous toutes ses formes sporadique ou épidémique, peut être causé par plusieurs microbes et si le microbe de Koch, le bacille virgule, cause

(1) *Semaine médicale*. 31 mai 1893.

le plus souvent les épidémies les plus redoutables, il n'en es pas toujours ainsi, il peut, comme tous les microbes, êtr inoffensif ou peu meurtrier et les autres microbes, facteurs d choléra, le coli bacille en particulier, peuvent exercer aussi d grands ravages. Ainsi, dans une épidémie de choléra nostra causée par les bacilles du colon, Carp (1), sur six cas, a observ cinq cas mortels et dans aucun il n'a trouvé le bacille virgule Josias (2) a trouvé aussi, sur 9 cas de choléra mortel, 2 cas o la présence du bacille virgule n'a pu être signalée.

D'un autre côté Rampel (3), à Hambourg, Metschnikoff (4), à Paris, ont démontré la présence du bacille virgule de Koch dan l'intestin de personnes bien portantes, le premier pendant un épidémie de choléra, le second en dehors de toute épidémie e chez une personne ne buvant que de l'eau minérale.

Mais ce n'est pas tout encore, il n'y a probablement pas qu des choléras à bacilles virgules et des choléras à coli-bacille. Nous avons déjà dit que certains cas de choléra étaient du à un vibrion très proche parent de celui de Koch et décrit pa Finkler et Prior. Le vibrion trouvé dans le fromage par Deneke et le vibrion aviaire, que Metschnikoff a retiré de l'intestin de poules ayant succombé à une diarrhée infectieuse, ressemblen aussi beaucoup au bacille virgule de Koch. Vogler (5) en a encore décrit un autre, dans les selles diarrhéiques, il y a quelques mois.

Tout récemment Sanarelli (6), reprenant les caractères donné par Koch comme spécifiques pour le bacille virgule, a isolé de eaux de Paris et des environs 32 vibrions différents, ayan

(1) Eine Epidemie von Cholera nostras. — *Deutsche méd. Wochenschrift*. 1893. N° 2 page 34.

(2) *Médecine moderne*. 1893.

(3) *Deutsche medic. Wochenschrift*. 1893, page 160.

(4) *Annales de l'Institut Pasteur*. 1893, page 562.

(5) Ueber einen neuen im diarroischen Stuhle gefundenen Vibri *Deutsche medicin. Wochensch*. 31 avril 1893.

(6) *Annales de l'Institut Pasteur*. 25 octobre 1893.

des caractères biologiques et morphologiques incertains et variables au point qu'il doit conclure à l'incertitude du diagnostic bactériologique du choléra basé sur les susdites propriétés morphologiques ou biologiques.

Voici les conclusions très importantes de ce travail :

« 1° La conception morphologique unitaire des vibrions » cholériques doit être abandonnée ; il existe diverses variétés » de vibrions morphologiquement distinctes les unes des » autres, mais capables de déterminer, chez l'homme et chez » les animaux, le même tableau morbide, cliniquement iden- » tique.

» 2° Le diagnostic bactériologique du choléra, tel qu'il vient » d'être établi dernièrement par M. Koch, ne correspond ni à » l'idée d'un monophormisme restreint, ni à l'acceptation du » polymorphisme des bactéries, des vibrions, parce qu'en » dehors de toute propriété spécifique on peut trouver, dans les » eaux contaminées de n'importe quelle provenance, des » vibrions pathogènes présentant tous les caractères consi- » dérés comme spécifiques pour les vibrions exotiques.

» 3° En dehors de ces vibrions pathogènes absolument » analogues aux vibrions de provenance intestinale, il existe » dans l'eau un assez grand nombre d'autres variétés non » pathogènes, mais qui présentent des points de contact si » évidents avec les précédents qu'on est obligé de les consi- » dérer comme des variétés d'origine pathogène et par consé- » quent capables, dans certaines circonstances, d'acquérir à » nouveau leurs propriétés perdues.

» 4° La présence constante des vibrions pathogènes, dans » toutes les eaux provenant des égouts, démontre la grande » importance qu'a la contamination de l'eau dans l'origine et » la propagation du choléra.

» 5° Entre les vibrions des déjections cholériques et ceux » trouvés dans les eaux, il existe des liens étroits sous tous

» les rapports, ce qui rend évidente et très probable leur
» origine commune.

» 6° Les vibrions qui sont virulents dans les eaux ne conser-
» vent pas longtemps cette propriété ; peu à peu elle disparaît,
» de même que d'autres propriétés propres des vibrions ;
» le pouvoir réducteur des nitrates, la production de l'indol.
» Bien que les vibrions ne meurent pas, ils s'adaptent à vivre
» peu à peu dans l'eau, dans laquelle on peut les retrouver
» et où ils se multiplient à l'état saprophytique.

» 7° L'origine des vibrions qu'on trouve dans l'eau est de
» tout point inconnue, mais il est très possible qu'elle doive
» être cherchée dans les déjections intestinales de l'homme et
» peut-être des autres animaux. La présence des vibrions dans
» les eaux contaminées par les résidus de la vie animale et la
» présence des vibrions signalés dans le contenu intestinal de
» l'homme sain, justifient en partie la possibilité d'une telle
» provenance. »

La plupart des auteurs sont d'ailleurs aujourd'hui d'accord pour contester l'existence d'une seule variété bactérienne du choléra.

Gunther, Kiessling, Weibel, Fokker (1) ont tous décrits des vibrions distincts du Kommabacillen, mais pouvant donner les mêmes accidents que lui.

Rampel (2), dans une épidémie observée à Hambourg, en décembre dernier, ne trouva pas le vibrion de Koch dans les selles de tous les cholériques, il le rencontra par contre chez 19 personnes non atteintes du choléra, dont 16 avaient une diarrhée plus ou moins importante, mais toujours sans symptômes généraux et 3 n'avaient même pas la moindre diarrhée; les selles étaient solides et contenaient cependant le bacille de Koch. L'auteur ajoute que toutes avaient été en rapport avec des personnes atteintes du choléra.

---

(1) *Centralblatt für Bakteriologie*. 28 mars 1893, page 440.

(2) *Centralblatt für Bakteriologie*. 28 mars 1893, page 442.

Fischer (1) a aussi trouvé, dans les selles d'une femme atteinte de choléra, un vibrion, le vibrio helcogenes, qui était pathogène pour les animaux dans certaines conditions et leur donnait une affection analogue à celle que prennent ces animaux après les inoculations de vibrions cholériques.

Enfin Slavo (2) a décrit aussi, dans les selles cholériques, un vibrion spécial différent de celui de Koch.

Voilà des observations précises. recueillies avec soin, et il en existe bien d'autres que je ne puis citer ici, il me suffit de celles-là pour tirer des conclusions.

De tous ces faits, il résulte nettement à l'heure actuelle :

1° Que le choléra n'est pas une affection univoque au point de vue étiologique, qu'il n'est qu'un syndrome clinique pouvant être causé par plusieurs microbes d'espèces différentes.

2° Que l'on ne peut pas faire de différence essentielle, dans les cas de choléra, entre les cas causés par des microbes différents.

3° Le choléra cependant reste d'origine bactérienne.

4° Les différents microbes qui causent les états cholériformes habitent presque tous ou peuvent presque tous habiter l'intestin de personnes saines.

5° Les microbes sont inoffensifs à l'état où ils se trouvent dans l'intestin des personnes saines ; ils sont nocifs à l'état de virulence où ils se trouvent dans l'intestin des personnes malades.

6° Ces microbes existent presque toujours en grande quantité dans les eaux polluées.

Tout cela cependant ne nous mène pas à la négation des recherches bactériologiques antérieures, n'eussent-elles que frayer le chemin vers la vérité, ce serait déjà quelque chose. Mais tout cela nous démontre que les connaissances bactério-

(1) *Centralblatt für Bakteriologie*. 18 juillet 1893, page 75.

(2) *Rivista d'Igiene e sanita publica*. 1892, N° 19.

logiques se transforment, que la maladie n'est pas spécifique dans le sens étroit du mot et surtout ici comme toujours que l'on a trop oublié l'organisme pour ne s'occuper que du microbe.

En somme, il reste acquis que les bactéries cholériformes peuvent habiter normalement l'intestin, qu'elles y sont inoffensives, qu'elles habitent presque toujours les eaux polluées, qu'elles y sont nocives. Aussi les bactériologistes se divisent-ils ici comme toujours en deux camps, les partisans de l'origine extrinsèque du choléra, c'est la théorie de l'origine hydrique ou au moins alimentaire du choléra et les partisans de l'origine intrinsèque, c'est la théorie de l'auto-infection, de la virulence acquise sur place, dans l'intestin, par les bacilles qui y vivent en saprophytes à l'état normal.

Dans tout ce qui suit nous aurons surtout en vue le choléra nostras épidémique ou au moins ce que l'on entend par là aujourd'hui, car pour admettre formellement l'existence du bacille virgule de Koch dans l'intestin à l'état de saprophyte, il faut encore de nouvelles recherches sur ce point.

La théorie hydrique est très soutenable ; nous buvons une eau contenant un bacille cholérigène actif et nous contractons une affection cholériforme. Je n'hésite pas à admettre un instant qu'elle peut seule expliquer quelques cas, mais elle ne les explique pas tous. Le bacille peut vivre en effet à l'état virulent dans l'intestin sans causer le choléra.

De plus elle n'est pas toujours nettement démontrable, témoin le cas de Metschnikoff où le vibrion cholérique existait dans l'intestin d'une personne ne buvant que de l'eau minérale, c'est-à-dire une eau relativement très pure. Enfin, d'après Saranelli, les localités les moins frappées par les épidémies cholériques ne sont pas toujours celles qui offrent à la consommation les eaux les moins polluées. Ainsi les eaux de Versailles sont peut-être plus impropres à l'alimentation que celles de la banlieue de Paris ; elles contiennent, en tout cas, le vibrion cholérique virulent et cependant Versailles a toujours été indemne dans les dernières épidémies cholériques.

Pour le choléra nostras, la théorie hydrique dans toute sa rigueur est encore moins fondée, du moins dans les cas isolés, comme le nôtre. Comment admettre que notre malade a été seul contagionné par une eau contenant le bacille virulent, alors qu'il n'était certes pas le seul à s'abreuver à telle source d'eau. Il est plus probable qu'il a été contagionné par un bacille peu virulent, venant de l'eau ou de son intestin même, mais que pour une cause que nous ne connaissons pas, peut-être une diarrhée simple, prémonitoire, il était en état de moindre résistance vis-à-vis du bacillus coli. Sans doute l'eau peut être pour quelque chose dans l'éclosion de la maladie, mais l'organisme y est pour beaucoup, car la contagion presque fatale ou au moins très probable de tous les individus buvant cette eau polluée, ayant ainsi des propriétés virulentes, ne se comprendrait pas.

Puis, en dernière analyse, il est presque certain, pour ne pas dire plus, que les vibrions et bacilles cholérigènes des eaux proviennent tous des souillures accidentelles ou même officiellement voulues des eaux par les excréments de l'homme ou des animaux. Je sais bien que l'on pourra dire que le bacille est jeté dans l'eau à l'état de saprophyte comme il existe dans l'intestin normal et que c'est en végétant dans ce milieu, qu'il acquiert sa virulence. Le fait est peu probable et les démonstrations que l'on a essayé de faire sur ce point sont peu probantes et contradictoires. Sanarelli, qui a écrit le plus récemment sur la question, est d'avis contraire. C'est plutôt, comme nous l'avons dit, dans l'organisme humain, en acquérant l'assuétude à y végéter que les microbes voient leurs propriétés nocives se développer, c'est d'ailleurs ce qui explique les épidémies se généralisant rapidement à la suite d'un ou deux cas isolés. C'est donc à l'état virulent très probablement que les organismes sont répandus dans l'eau et peuvent continuer à y vivre plus ou moins longtemps. Si ce n'est pas le séjour dans l'eau qui donne au microbe sa virulence, c'est cependant l'eau qui sert le plus souvent de véhicule au germe pathogène, c'est elle, non pas toujours mais souvent, qui entretient et étend les épidémies, car c'est peut-être le seul milieu où le microbe conserve assez longtemps sa virulence. Nicati et Riestch (1) ont démontré que le vibrion cholérique restait virulent 20 jours dans l'eau du vieux port de Marseille, c'est-à-dire dans une eau salée, chargée de détritus organiques. Frankland a démontré qu'il vivait 5 jours sur la salade, 6 à 10 jours sur les choux-fleurs crus et 15 jours sur les choux-fleurs cuits. Dans l'air il vit peu de temps, desséché il meurt vite même dans les cultures les plus virulentes. Uffelman (2) a démontré que dans les poussières desséchées, il ne vit que 24 à 48 heures. Giaxa (3) a découvert que dans le sol il périssait rapidement, détruit, probablement par la concurrence vitale.

Koch, dans un travail récent (4), a donné une observation qui a presque la valeur d'une expérience de laboratoire pour la précision des faits sur la propagation du choléra par l'eau. Il s'agit de l'épidémie cholérique de Hambourg, Altona et Wandsbeck, trois villes juxtaposées qui ne forment pour ainsi dire qu'une seule cité voisine de l'Elbe et étant pour tout dans les mêmes conditions, sauf pour la distribution d'eau. Wandsbeck reçoit de l'eau filtrée d'un lac qui n'est guère exposé à la pollution par les matières fécales. Hambourg s'alimente d'eau d'Elbe non filtrée prise en amont de la ville, Altona de cette même eau prise en aval de la ville mais filtrée. Hambourg a été décimé par le choléra, Altona et Wandsbeck ont été presque épargnés par le fléau, abstraction faite des cas directement importés d'Hambourg. A Hambourg, un groupe de maisons à population ouvrière très dense a été épargné, mais, si ce groupe appartient à Hambourg géographiquement,

(1) Recherches sur le choléra. *Archives de médecine*, 1885.

(2) *Berlin. Klinisch. Wockenschrift*, N° 26, 1893.

(3) *Annales de micrographie*, N° 3, 1890.

(4) *Semaine médicale*, 21 juin 1893.

c'est le seul de toute la ville qui reçoit son eau d'Altona. Ainsi Wandsbeck se servait d'une eau pure filtrée, Altona d'une eau plus polluée que celle d'Hambourg puisqu'elle est prise en aval de la ville qui lui apporte toutes les matières fécales de 800.000 individus, mais cette eau était filtrée et alors elle était débarrassée des germes, ces deux villes ont été indemnes. Quant à Hambourg, si maltraitée par le choléra, elle prend son eau en amont de la ville, elle ne la filtre pas, c'est dans cette eau qu'elle a puisé les germes du choléra. Mais Koch n'admet pas que ces germes étaient là vivants, pathogènes, virulents, depuis longtemps, ou qu'ils ont acquis leur virulence en pullulant dans l'eau, pour lui la souillure était récente, actuelle ; l'eau avait été polluée par les déjections de cholériques se trouvant sur les nombreux bateaux qui atterrissent en aval de la prise d'eau de l'Elbe.

Voici donc des microbes qui peuvent habiter longtemps notre intestin, qui y vivent en saprophytes sans nuire le moins du monde et brusquement ils deviennent virulents, ils nous infectent. Quelle explication donner à ce fait brutal ? C'est sur ce point que doit porter maintenant l'effort de la bactériologie, un premier pas a d'ailleurs déjà été fait dans ce sens, surtout pour le bacille du colon. Un fait qui nous frappe tout d'abord, c'est que le vulgaire saprophyte devient virulent à la moindre attaque de diarrhée simple (1). C'est un fait bien constaté, mais

(1) On nous fera l'objection que le microbe n'acquiert pas sa virulence parce qu'il y a de la diarrhée, mais qu'il y a de la diarrhée parce que le microbe est virulent.

Nous ne pouvons pas nier qu'il y a là un fait intéressant à éclaircir, mais la première supposition est seule démontrée vraie d'une façon presqu'absolue : quand il y a diarrhée, le bacille du colon acquiert de la virulence.

Quant à la seconde hypothèse, elle se justifie dans la plupart des cas de diarrhée infectieuse, c'est même ce que nous soutenons aujourd'hui, mais elle n'est pas démontrée pour les cas bénins sans symptômes généraux. Peut-être est-il vrai que dans beaucoup de cas la diarrhée dépend du bacille du colon, mais alors elle ne dépend pas du bacille virulent, elle est occasionnée par un bacille peu virulent, comme celui qui vit dans l'intestin, et cette action a été rendue possible par une prédisposition

il demeure encore inexpliqué. On a prétendu que cela pouvait tenir à une modification de la constitution chimique du contenu intestinal, c'est possible, mais rien ne le démontre, nous verrons tout à l'heure ce que l'on peut penser de ce fait. Le bacille devient donc virulent à la moindre attaque de diarrhée simple, mais cela ne veut pas dire qu'il cause une infection. En effet, le sujet atteint d'une simple diarrhée estivale porte dans son intestin des bacilles d'une virulence extrême pour les animaux et cependant il n'a pas de symptômes généraux, son affection cède facilement au traitement le plus anodin.

Notons cependant que ce bacille virulent a une tendance plus grande à immigrer de l'intestin dans les tissus. Ainsi on a beaucoup écrit sur l'envahissement cadavérique par les bacilles du colon, envahissement rapide, survenant dès les premières heures après la mort et même dans les derniers moments de la ie, il paraît que cet envahissement n'est pas de règle générale. Ainsi Macaigne, qui a étudié la question, déclare que l'envahissement cadavérique est tardif ou nul chez les sujets qui ont succombé sans affection intestinale ou simplement sans diarrhée, c'est-à-dire chez ceux dont l'intestin contient le bacille à l'état de saprophyte ; au contraire il serait rapide et surviendrait dans la période agonique chez ceux qui ont succombé avec de la diarrhée, c'est-à-dire avec des bacilles virulents dans l'intestin et cela indépendamment de toute lésion organique appréciable de l'intestin.

Nous constatons donc que dans le cas de flux diarrhéique,

---

quelconque, par un affaiblissement de la résistance. Dans ces cas encore la maladie fortuite causée par le bacille du colon peu virulent a pour effet de renforcer sa virulence. Macaigne a d'ailleurs trouvé le bacille virulent dans un cas de diarrhée due au tartre stibié. Il a vu aussi que le bacille n'est pas virulent dans l'intestin de la souris, mais si on injecte sous la peau de celle-ci un bouillon de culture de bacilles virulents mais stérilisé, on provoque une diarrhée et déjà après quelques heures le bacille pris dans l'intestin est virulent. Ce bacille ne descend cependant pas d'un bacille virulent introduit dans l'organisme puisque l'on a injecté une culture stérilisée, mais il a acquis sa virulence sur place par suite de la diarrhée provoquée.

le bacille du colon devient virulent et qu'il a une tendance plus grande à envahir les organes.

Mais cela ne nous explique pas encore comment se fait l'infection et pourquoi telle personne peut héberger des milliers de bacilles nocifs sans s'infecter, alors que telle autre s'infecte avec une quantité inappréciable.

Denys et Vandenbergh, de Louvain, ont étudié de plus près le mécanisme de l'infection et ont publié sur ce point une série d'expériences très bien faites.

Nous déclarons cependant que nous ne saurions admettre d'une façon absolue leurs conclusions.

Ils ont démontré qu'une faible dose de bacilles virulents, introduite sous la peau ou dans la plèvre, tue rapidement les animaux, tandis qu'une dose beaucoup plus forte des mêmes bacilles introduite dans l'estomac par la sonde œsophagienne ou directement injectée dans l'intestin après laparotomie, ne provoque aucun trouble chez l'animal. Le résultat est le même si on injecte des bacilles vivants ou simplement leurs toxines extraites des cultures.

Le poison est donc rendu inoffensif par l'introduction par les voies digestives. Ils ont démontré qu'il n'était pas détruit sur place par les sucs digestifs, qu'il n'était pas détruit par le foie, il ne reste pour eux qu'une dernière hypothèse, il échappe à l'absorption et cela pour un des deux motifs suivants entre lesquels ils ne peuvent pas se prononcer : ou l'épithélium intestinal offre une barrière infranchissable au poison ou bien il le détruit à son passage. Et comparant alors ce qui se passe dans l'intestin à ce qui se passe dans les voies urinaires, comme le bacille des cystites est aussi le bacillus coli, ils disent : la cystite existe presque sans symptômes généraux, survient la moindre écaillure de la muqueuse par un catéthérisme forcé et la fièvre urineuse éclate parce que le bacille a pu pénétrer. Il se passerait quelque chose d'analogue dans l'intestin, le bacille serait inoffensif comme ses produits tant que la muqueuse serait saine, mais à la moindre solution de continuité, le poison pénétrerait et causerait les affections cholériformes.

Faisons d'abord une première objection. Renaut, qui a beaucoup étudié aussi le bacillus coli dans les cystites, en est venu à conclure que ce bacille ne se développait pas dans l'urine normale aussi facilement qu'on l'aurait cru, il faut que cette urine soit additionnée de matières albuminoïdes et dans la vessie en particulier, le bacille du colon ne se multiplie pas tant que l'urine est normale, du moins dans l'urine.

D'ailleurs, Denys et ses élèves avaient déjà établi ce fait que le bacillus coli ne fait pas fermenter l'urine et ne la rend pas acide. Miquel, sur la demande de Morelle, a également établi que le bacillus coli n'est pas un ferment urinaire. Renaut va plus loin et affirme que l'urée joue même le rôle d'antiseptique vis à vis du bacille des cystites. Pour expliquer la cystite chez les urinaires, chez les rétrécis en particulier, il faut admettre, d'après Renaut, que le bacille se développe grâce aux altérations de la muqueuse vésicale, altérations d'abord d'ordre purement mécanique et trophique. Donc quand le bacille du colon prospère dans la vessie, l'épithélium n'est jamais dans un état d'intégrité absolue. Comment agit le catéthérisme forcé ? peut-être pas en lésant l'épithélium mais en lésant les couches sous-jacentes.

D'ailleurs, il doit souvent exister dans l'intestin des solutions de continuité, j'entends, bien entendu, la solution de continuité microscopique, suffisante pour laisser pénétrer les microbes et leurs produits, et ces solutions doivent logiquement exister surtout dans l'intestin des diarrhéiques. Or des individus ont la diarrhée pendant des semaines, parfois des mois, et cependant ils ne prennent pas fatalement les affections cholériformes, bien que leur intestin soit rempli de bacilles virulents. Au contraire, dans d'autres cas, le choléra éclatera sans diarrhée prémonitoire. Enfin, des tuberculeux, des typhiques auront de la diarrhée pendant des mois, ils ont donc des bacilles virulents dans l'intestin et de plus ils ont de larges ulcérations où il n'existe plus trace de muqueuse et cependant il ne se produit pas chez eux de troubles cholériformes. Voilà un argument tiré de l'anatomie pathologique et de la clinique. L'anatomie normale va nous en fournir un autre. Nous ne pouvons pas admettre qu'il faille à ces microbes une ouverture bien large, il suffit d'un passage microscopique, ce passage n'existe-t-il pas normalement du moins chez certains animaux. Je cite ici textuellement les leçons autographiées de mon collègue le Dr Toison, qui dit en parlant de l'épithélium de l'intestin : « le » corps de ces cellules, limité par une membrane, peut être » traversé et comme enlevé à l'emporte-pièce par des cellules » lymphatiques. Celles-ci, d'après Renaut, « traversent » l'élément épithélial, en le transformant en une espèce de » cage cloisonnée, exactement comme elles le feraient d'une » membrane pleine, telle que l'épiploon. Ces cellules épithé- » liales fenêtrées, de Renaut, peuvent prendre les formes les » plus bizarres : le noyau est refoulé soit vers le pied, soit vers » le plateau, soit enfin latéralement d'une façon toute méca- » nique. » Le plateau strié lui-même n'arrête pas les cellules » migratrices, de telle sorte qu'il se forme dans l'épithélium » de véritables trajets ouverts, par lesquels les particules » solides figurées peuvent traverser la barrière épithéliale. » Que faut-il de plus, là où passe un globule blanc passeront sans peine des milliers de microbes et surtout des toxines en solution, ils trouveront la porte grande ouverte et passeront sans se soucier le moins du monde de traverser la cellule.

Nous pensons donc que l'épithélium ne suffit pas pour protéger l'organisme, il peut empêcher la pénétration du microbe dans une certaine mesure, mais il présente trop de solutions de continuités normales ou pathologiques pour retenir constamment les germes pathogènes

Mais si l'épithélium ne suffit pas, que trouvons-nous plus profondément. Une abondance extraordinaire de tissu conjonctif réticulé, en certains points, des plaques de Peyer et des follicules clos, en résumé une abondance extrême de tissu adénoïde, c'est-à-dire d'un tissu extrêmement riche en cellules lymphatiques et un peu plus loin une abondance de ganglions. Notons, en passant, que cette richesse de tissu réticulé se retrouve dans tous les points de l'organisme où la pénétration microbienne est toujours en instance.

N'est-ce pas cette abondante provision de phagocytes qui prévient l'infection et protège l'économie ?

Je ferai remarquer que le bacillus coli n'est jamais comme on le croit trop souvent, un simple saprophyte, un microbe ne pouvant pas prospérer dans les tissus vivants, c'est tout simplement un microbe pathogène à virulence minima, j'insisterai d'ailleurs très prochainement sur ce fait. En effet, si Macaigne et beaucoup d'autres, d'ailleurs, ont démontré que le bacillus coli normal à dose ordinaire n'est pas pathogène pour les animaux, tandis que le coli des diarrhéiques les tue rapidement, l'expérience n'est pas absolument démonstrative, car Macaigne a pris arbitrairement 1^{ccm3} de culture dans le bouillon pour la dose normale Cette expérience démontre simplement qu'à cette dose le coli des diarrhéiques agit alors que l'autre n'agit pas, c'est-à-dire que le premier est plus virulent. Mais l'expérience d'Escherich n'en est pas moins vraie et le coli normal de l'intestin tue le lapin quand on force la dose, quand on injecte une dose énorme. Donc, ce n'est pas un saprophyte, c'est un microbe à virulence minima, il faut une dose renforcée pour vaincre la résistance de l'organisme, et la dose nécessaire diminuera graduellement à mesure que la virulence s'exaltera.

Or, à l'état normal le coli pénètre toujours très probablement à travers l'épithélium intestinal et on a démontré la présence de microbes dans les culs-de-sac glandulaires du cœcum chez certains animaux à l'état normal, mais il rencontre bientôt l'armée des phagocytes et il est facilement vaincu, puisqu'il ne possède que sa virulence minima. S'il survient quelques légers désastres cellulaires, si quelques cellules sont tuées et quelques microbes épargnés, le tout est emporté dans les ganglions lymphatiques où la lutte peut encore tourner à l'avantage de l'organisme. Enfin, si le microbe est très virulent et si le rempart phagocytaire est insuffisant, l'organisme sera envahi, la maladie éclatera et l'infection se généralisera.

Mais la question est complexe, on le voit, deux éléments différents sont en jeu : la virulence du microbe, d'une part et la puissance phagocytaire. d'autre part, il suffit, pour qu'il y ait infection que l'un des facteurs l'emporte sur l'autre, ce qui pourra arriver avec un microbe peu virulent si le phagocytisme est faible, et ne pourra survenir qu'avec un microbe de virulence exaltée si le pouvoir phagocytaire est intact. C'est précisément parce que les phagocytes font défaut ou sont peu abondants dans le tissu cellulaire que l'infection par cette voie est si facile. D'ailleurs, dans ce cas, quand les phagocytes réussissent à affluer sur ce point en assez grand nombre et en temps propice, l'infection peut être vaincue et tout se borne à un abcès local. Mais quand le microbe végète dans les tissus, il acquiert une virulence renforcée et d'autant plus renforcée que l'infection a été plus grave, ainsi le coli pris dans les cas de généralisation possède des propriétés septiques, tandis que le coli pris dans les abcès ne possède qu'une virulence moyenne : c'est le coli pyogène. Sa virulence semble donc s'exalter dans une proportion égale au degré de résistance vaincue de l'organisme.

Ces idées applicables aux diarrhées cholériformes et aux cas de choléra nostras causés par le bacillus coli, peuvent, faute de mieux, pour le moment, nous fournir une explication plausible de tous les phénomènes observés dans les infections diverses d'origine intestinale, en particulier dans les cas de choléra épidémique dus aux divers microbes signalés par les auteurs.

Nous n'avons évidemment que reculé la difficulté, et reste à déterminer de la façon la plus précise possible, les conditions qui rendent le rempart phagocytaire impuissant à lutter contre les microbes envahisseurs et les moyens de renforcer son action. Espérons que l'avenir nous apportera des éclaircissements sur ce point et nous donnera une compréhension plus complète de ces questions si compliquées de l'étiologie des maladies infectieuses.

En terminant, comme la clinique ne doit jamais perdre ses droits, et comme elle pourrait demander à quoi sert la bactériologie, déduisons quelques conseils pratiques.

Nous avons vu, d'une part, sans que nous puissions l'expliquer que le bacille du colon devenait virulent dans l'intestin des diarrhéiques. Nous savons, d'autre part, que les cystites suppurées, que les accidents infectieux des urinaires sont dus au même bacille. Or, Renauld a démontré que le bacille du colon ne parvenait pas à s'implanter dans une vessie saine, qu'il ne se développait pas dans l'urine normale contenue dans la vessie, mais il faut, pour qu'il s'implante, une altération de la muqueuse vésicale. Alors il se développe non seulement dans les parois de la vessie altérée, mais encore dans l'urine, et Renauld n'hésite pas à conclure qu'il se développe dans l'urine grâce à la modification apportée à la composition de ce liquide par la présence de mucus et de cellules de l'épithélium desquamées. Ces cellules abandonnent à l'urine certains principes favorables à la pullulation du bacille. Ne se passerait-il pas quelque chose d'analogue dans l'intestin? Le bacille croît en saprophyte dans le contenu intestinal normal, mais dans la diarrhée, il y a une desquamation épithéliale plus ou moins abondante, ces cellules desquamées pourraient modifier le milieu ainsi que le mucus sécrété par les glandes, et le bacille qui y végéterait serait plus virulent, c'est-à-dire plus apte à envahir les tissus de l'organisme et à y vivre ; en d'autres termes, il acquerrait alors une assuétude, une adaptation pour les tissus humains.

Le fait n'est pas démontré pour l'intestin, mais il est possible.

car les phénomènes qui s'y passent, peuvent être comparables à ceux qui se passent dans la vessie (1).

En pratique il faut donc, comme on le savait déjà, éviter toute attaque de diarrhée, l'arrêter au plus tôt, mais encore il faut faire de l'antisepsie intestinale dans les cas de diarrhée les plus simples, car toujours alors le bacillus coli existe dans l'intestin à l'état virulent et de plus cet état favorise la formation de solutions de continuité qui permettent la pénétration du microbe.

Pour combattre les attaques cholériformes nous n'avons que deux moyens : d'une part augmenter la résistance de l'organisme et par suite le pouvoir phagocytaire, et d'autre part atténuer le microbe. Pour augmenter la résistance de l'organisme, il semble logique de recourir aux toniques, car nous ne connaissons pas encore le moyen d'augmenter directement le pouvoir phagocytaire de l'économie autrement que par la vaccination et cette dernière n'est pratique que pour de rares maladies. Pour atténuer le microbe c'est encore à l'antisepsie intestinale que nous avons recours.

Enfin, une dernière conclusion pratique qui est connue depuis longtemps, c'est d'éviter l'usage des eaux souillées par les substances d'origine animale et aussi d'éviter la souillure des eaux par la désinfection chimique des selles, pratique déjà en usage dans les cas de maladie intestinale infectieuse, mais trop négligée dans les cas de diarrhée simple. Car ne l'oublions

---

(1) Nous nous expliquerons très prochainement sur cette virulence acquise dans un travail sur le pathogénisme et le saprogénisme. Mais ce que nous tenons à faire remarquer dès aujourd'hui, c'est que le microbe vivant dans l'intestin à l'état normal ne peut pas y acquérir une aptitude plus grande à végéter dans nos tissus. Les matières excrémentitielles sont de constitution complexe, mais ce résidu alimentaire plus ou moins modifié par des processus chimiques ne se rapproche en rien du milieu vivant. Le bacille qui y pullule est dans des conditions analogues à celui qui se reproduit dans la nature, ce n'est que lorsqu'il envahit les tissus ou lorsque le contenu intestinal se rapproche par sa constitution de celles des humeurs de nos tissus que le bacille peut trouver un sol, où en se développant, il s'adapte peu à peu à vivre dans nos tissus.

pas, la conception de la virulence acquise en dehors de l'organisme, par la culture dans l'eau, perd chaque jour du terrain et les eaux ne sont nocives que par les bacilles que nous y déjetons, non pas à l'état saprophytique mais à l'état virulent et le bacillus coli devenu virulent dans un cas de diarrhée simple, pourra occasionner par son passage dans un autre organisme une attaque grave de choléra ou au moins l'éclosion d'accidents cholériformes.

La maladie épidémique ainsi comprise a une origine toute individuelle, elle dépend d'un saprophyte ayant vaincu la résistance de l'organisme et devenu ainsi virulent. mais une fois le foyer originel créé, son extension est pour ainsi dire indépendante de l'organisme, car le bacille, devenu virulent, a acquis une force suffisante pour vaincre la résistance normale d'un être vivant, il ne respectera que ceux dont la résistance est supérieure à la normale, c'est-à-dire ceux qui sont doués, vis-à-vis de ce microbe, d'une immunité relative plus ou moins complète.

LILLE. — IMPRIMERIE L. DANEL.

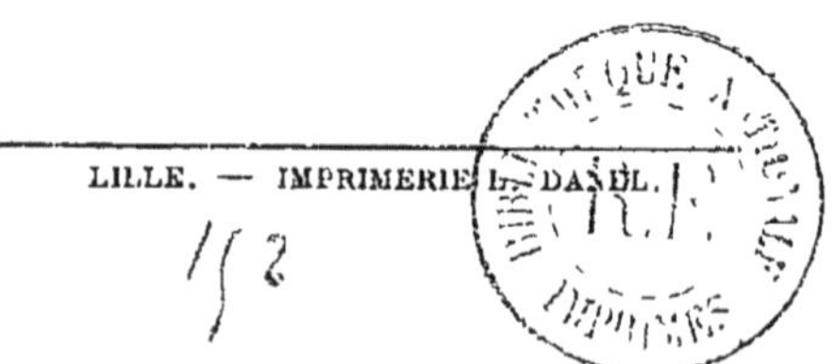

www.ingramcontent.com/pod-product-compliance
Ingram Content Group UK Ltd.
Pitfield, Milton Keynes, MK11 3LW, UK
UKHW020245220726
13923UKWH00002B/828